Sanfte Wege zur Empfängnisverhütung

Dr. med. Sabine Thor-Wiedemann

Sanfte Wege zur Empfängnisverhütung

FALKEN
Taschenbuch

Für unsere Kinder Charlotte und Matti

Im FALKEN Verlag sind weitere Titel zu den Themen Gesundheit und alternative Heilmethoden erschienen.
Sie sind überall dort erhältlich, wo es Bücher gibt.

Sie finden uns im Internet: **www.falken.de**

Der Text dieses Buches entspricht den Regeln der neuen deutschen Rechtschreibung.

Dieses Buch wurde auf chlorfrei gebleichtem und säurefreiem Papier gedruckt.

Originalausgabe
ISBN 3 635 60522 0

Umschlaggestaltung: Zembsch' Werkstatt, München
Gestaltung: Lohse Design, Büttelborn
Redaktion: Daniela Weise, München / Elke Müller
Herstellung: Michael Feuerer, Bad Aibling / Andreas Jacobsen
Titelbild: Bavaria/ VCL, München
Zeichnungen: Buch-Werkstatt GmbH, Bad Aibling
Produktion: Buch-Werkstatt GmbH, Bad Aibling
Druck: Freiburger Graphische Betriebe GmbH, Freiburg

817 2635 4453 6271

Inhalt

Sichere und partnerschaftliche Familienplanung durch natürliche Verhütung

Eine Frau setzt sich im Durchschnitt 35 Jahre ihres Lebens mit Fragen der Empfängnisverhütung auseinander. Dabei ist die Sicherheit nicht in jeder Lebensphase gleich wichtig. Für die meisten jungen Mädchen, die noch zur Schule gehen oder in der Ausbildung sind, ist eine ungewollte Schwangerschaft eine Katastrophe. Dagegen kann eine Frau mit festem Partner, mit dem sie sich ohnehin irgendwann Kinder wünscht, die Verhütung gelassener angehen, selbst wenn eine Schwangerschaft im Augenblick vielleicht nicht optimal wäre. Frauen kurz vor den Wechseljahren, deren Kinder schon erwachsen sind und die gerade wieder im Beruf Fuß gefasst haben, empfinden wiederum eine ungewollte Schwangerschaft in den meisten Fällen als katastrophal.

Doch bei der Entscheidung für eine bestimmte Art der Empfängnisverhütung in einer bestimmten Lebensphase geht es nicht nur um die Sicherheit. Wenn Sie auf der Suche nach der genau auf Sie persönlich zugeschnittenen Methode sind, dann sind auch Ihre persönlichen Lebensumstände, die Einstellung Ihres Partners und die Besonderheiten Ihrer sexuellen Beziehung(en) wichtig. Außerdem spielt eine Rolle, ob Sie sich möglichst wenig mit der Verhütung beschäftigen wollen oder aber ob Sie das Bedürfnis haben, die natürlichen Vorgänge in Ihrem Körper kennen zu lernen und diese durch die Verhütung möglichst wenig zu stören.

Natürliche Verhütung bedeutet, dass Sie Ihren Körper genau kennen lernen und jeden Tag auf Zeichen achten, die Ihnen signalisieren, ob Sie gerade in einer fruchtbaren oder in einer unfruchtbaren Phase Ihres Zyklus sind – das heißt, ob Sie schwanger werden können oder nicht.

Dieses Buch hilft Ihnen dabei, diese Phasen mit großer Sicherheit zu erkennen. Natürliche Verhütung ist fast genau so sicher wie die Pille, wenn sie richtig angewendet wird. Diese hohe Sicherheit wird jedoch nur erreicht, wenn man bereit ist, in der fruchtbaren Phase des Zyklus nicht mit dem Partner zu schlafen. In der Fachsprache wird das einigermaßen nüchtern als periodische Enthaltsamkeit oder periodische Abstinenz bezeichnet. Die natürliche Empfängnisverhütung beruht also ausschließlich auf der Beobachtung Ihres Körpers – Sie benutzen keine Pille, keine so genannten Barrieremethoden wie Kondome, Diaphragma, Schaum oder Zäpfchen und keine Spirale.

Natürliche Empfängnisverhütung ist die einzige Verhütungsmethode, bei der Sie eine sehr hohe Sicherheit ohne jedes gesundheitliche Risiko, ohne störende Unterbrechungen des Liebesspiels und fast kostenlos bekommen. Hinzu kommt: Sie riskieren nichts, wenn Sie später Kinder bekommen möchten. Ihre Fruchtbarkeit wird nicht beeinträchtigt, Sie können sofort schwanger werden, wenn Sie das möchten.

Gibt es also gar keine Nachteile? Doch, und auch diese sollen nicht verschwiegen werden: Natürliche Verhütung setzt ein gewisses Maß an Lernbereitschaft und Disziplin voraus. Sie sollten sich darauf einlassen wollen, einiges über Ihren Körper zu lernen, um die Methode sicher anwenden zu können. Es darf Ihnen nicht zu viel sein, täglich (zumindest in den ersten Monaten) Ihre Körpertemperatur zu messen. Und Sie und Ihr Partner müssen bereit sein, in der „kritischen“ Zyklusphase, in der Sie schwanger werden könnten, nicht miteinander zu schlafen. Außerdem setzt die natürliche Verhütung einen einigermaßen regelmäßigen Zyklus voraus – für ganz junge Mädchen und für Frauen kurz vor oder

DIE VORTEILE

- **hohe Sicherheit**
- **absolut unschädlich**
- **keine störenden Vorbereitungen vor dem Beischlaf**
- **praktisch keine Kosten**
- **keine Beeinträchtigung der Fruchtbarkeit bei späterem Kinderwunsch**
- **kann von einem Tag auf den anderen ohne bleibende Folgen aufgegeben werden**

DIE NACHTEILE

- **periodische Enthaltsamkeit erforderlich**
- **genaues Wissen ist erforderlich**
- **tägliches Temperaturmessen, möglichst zur gleichen Tageszeit**
- **für Frauen mit unregelmäßigem Zyklus weniger geeignet**
- **für Schichtarbeiterinnen und Frauen, die viel reisen, weniger geeignet**

in den Wechseljahren ist sie daher weniger geeignet. Und auch Ihre Lebensumstände sollten relativ konstant sein: Wenn Sie viel reisen, besonders in andere Zeitzonen, oder Schichtarbeit machen, sind andere Verhütungsmethoden normalerweise besser für Sie geeignet. Doch für die meisten Frauen überwiegen die Vorteile bei weitem die Nachteile.

Wenn Sie die folgenden Fragen überwiegend mit ja beantworten können, dann ist die natürliche Verhütung optimal für Sie:

- Sind Sie zwischen 19 und 40 Jahre alt?
- Ist Ihr Zyklus einigermaßen regelmäßig?
- Haben Sie normalerweise einen geregelten Tagesablauf, so dass Sie morgens in den meisten Fällen ungefähr zur selben Zeit Temperatur messen können?
- Haben Sie einen festen Sexualpartner?
- Trauen Sie und Ihr Partner es sich zu, phasenweise auf Beischlaf zu verzichten?
- Ist eine natürliche Methode ohne gesundheitliche Risiken für Sie wichtig?
- Finden Sie es positiv, Ihren Körper genauer kennen zu lernen und ein neues Körperbewusstsein zu entwickeln?

Einige Beispiele aus der Praxis

Die Beispiele einiger Frauen und Paare, die exemplarisch für bestimmte Lebenssituationen sind, sollen Ihnen verdeutlichen, wann natürliche Verhütung ideal ist und wann man sich auch über andere Möglichkeiten der Verhütung Gedanken machen sollte.

Susanne und Jens

Susanne ist 27 Jahre alt. Sie hat eine kleine Tochter, die gerade 1 Jahr alt geworden ist. Susannes Mann Jens hat sich vor kurzem mit einem Versicherungsbüro selbstständig gemacht. Susanne ist Arzthelferin und macht derzeit eine Babypause. Finanziell ist die Familie im Moment knapp dran, da das Versicherungsbüro noch im Aufbau befindlich ist. Sobald die finanzielle Lage es erlaubt, möchte das Paar in den nächsten Jahren noch ein bis zwei weitere Kinder. Im Moment legen Susanne und Jens Wert auf eine sichere Verhütungsmethode, doch möchten sie jederzeit die Möglichkeit haben, sich auch kurzfristig für ein weiteres Kind zu entscheiden.

Susanne hat vor der Schwangerschaft acht Jahre lang die Pille genommen. Inzwischen hat sie aber eine gewisse Abneigung dagegen entwickelt und möchte nicht wieder damit anfangen. Ihre Zyklusdauer schwankt zwischen 25 und 32 Tagen. Das Paar kennt sich seit 10 Jahren. Die Vorstellung, ein bis zwei Wochen pro Zyklus nicht miteinander schlafen zu dürfen, finden weder Susanne noch Jens besonders beunruhigend, denn solche Abstinenzphasen kamen bei ihnen durchaus auch schon vor, als Susanne noch die Pille nahm. Die Partnerschaft betrachten beide als stabil. Jens findet es auch besser, wenn Susanne nicht mehr die Pille nimmt, denn er macht sich Gedanken, ob das auf Dauer gesundheitsschädlich sein könnte.

Susanne und Jens haben optimale Voraussetzungen für eine natürliche Verhütung.

Iris und Thomas

Iris ist 44 Jahre alt und mit Thomas, 46, in zweiter Ehe verheiratet. Beide haben erwachsene Kinder aus erster Ehe. Iris' 16-jährige Tochter lebt noch bei ihnen. Seit sechs Jahren ist Iris wieder voll berufstätig als Außenhandelskauffrau, Thomas ist Lehrer an einem Gymnasium.

In den letzten 15 Jahren hat Iris mit der Pille verhütet, doch der Frauenarzt ist schon seit längerem der Meinung, dass die hormonelle Verhütung aufgrund ihres Alters nicht mehr das Richtige für sie sei. Mit der Spirale kann Iris sich nicht anfreunden, und eine Sterilisation erscheint ihr zu endgültig. Von einer Freundin wird Iris auf die Möglichkeit der natürlichen Verhütung aufmerksam gemacht. Doch nach dem Absetzen der Pille stellt Iris fest, dass ihr Zyklus mittlerweile sehr unregelmäßig geworden ist. Es treten immer wieder Zwischenblutungen auf, manche Zyklen sind auch extrem lang. Lange Phasen hindurch wagen Iris und Thomas nicht miteinander zu schlafen, weil die Gefahr einer ungewollten Schwangerschaft zu groß sei.

Nach einem halben Jahr finden beide, dass die natürliche Verhütung für sie nicht funktioniert. Schließlich lässt Thomas sich sterilisieren.

Maike

Maike ist 20 Jahre alt und hat gerade ihr Biologiestudium begonnen. Zur Zeit hat sie keinen festen Freund, aber häufig kurz dauernde sexuelle Beziehungen.

Maike legt großen Wert darauf, im Einklang mit ihrem Körper zu leben, auch ihre Verhütungsmethode soll deshalb möglichst natürlich sein. Pille und Spirale kommen für sie also nicht in Frage, mit Methoden wie Schaum, Zäpfchen, Diaphragma oder Kondomen hat sie aber auch ihre Probleme, weil sie ihre spontane Sexualität beeinträchtigen. Sie misst täglich ihre Temperatur und hat im Prinzip auch keine Probleme damit, zweifelsfrei zu erkennen, in welchen Phasen ihres Zyklus sie risikolos mit jemandem schlafen kann und wann sie schwanger werden könnte. Doch wenn sie einen attraktiven Mann kennen lernt, lässt sie es auch manchmal „darauf ankommen“, obwohl sie eine Schwangerschaft dann nicht ganz ausschließen kann. Obwohl sie weiß, dass sie mit dieser Verhaltensweise nicht sicher verhüten kann, ist es ihr wichtiger, ihren Körper durch die Verhütung nicht zu belasten.

Simone und Michael

Simone ist 35 Jahre alt. Sie hat mit Michael drei Kinder zwischen 5 und 13 Jahren. Seit das jüngste in den Kindergarten geht, ist sie wieder halbtags berufstätig. Simone und Michael sind sich einig, dass sie auf keinen Fall weitere Kinder haben wollen.

Der Gedanke, womöglich noch 10 Jahre lang die Pille zu schlucken, ist Simone unangenehm. Die Spirale hat sie schon ausprobiert, musste sie aber wegen starker Blutungen wieder aufgeben. Simones Zyklus ist sehr stabil. Schon nach kurzer Zeit haben Simone und Michael die natürliche Verhütung mit Temperaturmessung und Beobachtung der Fruchtbarkeitszeichen gut im Griff. Da sie keinesfalls eine Schwangerschaft riskieren wollen, sind sie sehr strikt in der Anwendung und schlafen nur in der sicher unfruchtbaren Zyklusphase miteinander.

Die Verhütung klappt 10 Jahre lang ohne Pannen, obwohl es den beiden gelegentlich schwer fällt, die abstinenten Phasen so streng einzuhalten. Mit 45 entschließt sich Simone dann zu einer Sterilisation, da ihr Zyklus unregelmäßig zu werden beginnt.

Diese Beispiele spiegeln grundverschiedene Lebenssituationen. Vielleicht erkennen Sie sich in einer wieder oder sehen zumindest Parallelen.

Susanne und Jens und auch Simone und Michael haben mit der natürlichen Verhütung ihre ideale Methode gefunden. Sie haben eine große Sicherheit ohne jedes Risiko einer gesundheitlichen Beeinträchtigung. Beide Frauen haben auch vom Zyklus her gute Voraussetzungen, dass fruchtbare und unfruchtbare Phasen sich gut voneinander abgrenzen lassen und dass die Abstinenzphasen nicht unzumutbar lang werden.

Bei Iris und Thomas sieht es dagegen ganz anders aus. Da Iris kurz vor den Wechseljahren steht, ist ihr Zyklus von Monat zu Monat schwer vorhersehbar. Wenn das Paar unter diesen Voraussetzungen sicher verhüten möchte, muss es unter Umständen wochenlange Abstinenzphasen in Kauf nehmen. Für manche Paare ist das in Ordnung, doch Iris und Thomas entscheiden sich lieber für eine andere Lösung.

Besonders problematisch ist die natürliche Verhütung bei Maike. Sie riskiert in den fruchtbaren Phasen immer wieder eine Schwangerschaft, ohne sich Gedanken zu machen, ob das für sie konkret eine Abtreibung oder ein Kind mitten in der Ausbildung und ohne festen Partner bedeuten würde. In Maikes Situation wäre die natürliche Verhütung nur dann zu empfehlen, wenn sie und ihr Partner in den fruchtbaren Zyklusphasen grundsätzlich Kondome oder andere Barrieremethoden benutzen würden.

Was ist natürliche Verhütung?

Die natürliche Verhütung nach der in diesem Buch beschriebenen Methode gehört zu den sichersten Verhütungsmethoden überhaupt. Natürlich muss man sich darüber im Klaren sein, dass es einen hundertprozentigen Schutz vor einer ungewollten Schwangerschaft mit keiner Verhütungsmethode gibt. Das trifft für die natürliche Verhütung genauso zu wie für die Pille; sogar bei einer Sterilisation bleibt noch ein gewisses „Restrisiko". Bei richtiger Anwendung kommt die natürliche Verhütung aber sogar an die Sicherheit der Pille heran. Diese Erkenntnis hat sich erst langsam im Laufe mehrerer Jahre durchgesetzt und ist auch heute noch vielen Menschen nicht bekannt.

Als in den 60er Jahren die Pille eingeführt wurde, war die Erleichterung bei unzähligen Paaren groß. Ungewollte Schwangerschaften und mehrere Abtreibungen im Laufe des Lebens waren vorher für viele Frauen traurige Realität. Damals konnte man sich nicht vorstellen, dass man jemals wieder auf ein so sicheres Verhütungsmittel würde verzichten wollen. Doch heute empfinden viele Frauen ein wachsendes Unbehagen, wenn sie über Jahre oder Jahrzehnte dermaßen massiv in das hormonelle Gleichgewicht ihres Körpers eingreifen. Einer Umfrage der Bundeszentrale für gesundheitliche Aufklärung zufolge nehmen etwa 40 Prozent der Frauen im Alter zwischen 16 und 49 die Pille. Jede dritte davon nimmt die Pille schon mehr als 10 Jahre. Jede vierte dieser Frauen meint, dass die Pille sehr starke Nebenwirkungen haben kann, ein Drittel der Befragten ging immerhin noch von „eher starken" Nebenwirkungen aus. Das heißt, dass mehr als die Hälfte aller Frauen, die mit der Pille verhüten, mögliche starke Nebenwirkungen mit einkalkuliert. Viele dieser Frauen möchten lieber eine Verhütung, die im Einklang mit den natürlichen Vorgängen in ihrem Körper steht, sind aber nicht gut genug über sichere Alternativen informiert.

Moderne natürliche Verhütung hat nichts mehr mit den riskanten Methoden der 50er Jahre zu tun, als man mit „Aufpassen" versuchte, unerwünschte Schwangerschaften zu verhindern, oder als man mit den reinen Kalendermethoden nach Knaus und Ogino, von denen gleich noch die Rede sein wird, ein beträchtliches Risiko einging.

Heute hat man ganz andere Voraussetzungen für eine sichere Verhütung im Einklang mit der Natur. Die Forschung der letzten Jahrzehnte hat einen verlässlichen Grundstock an Wissen über den Ablauf des weiblichen Zyklus geliefert, auf dem man heute sichere Aussagen darüber machen kann, ob eine Frau zu einem bestimmten Zeitpunkt schwanger werden kann oder nicht. So weiß man heute, dass es in jedem Zyklus garantiert nur während eines eng begrenzten Zeitraums zum Eisprung (Ovulation) kommt. Das bedeutet, dass man einige Tage nach dem Eisprung sicher sein kann, dass bis zur nächsten Regelblutung keine Befruchtung mehr möglich ist. Außerdem weiß man, dass sowohl die Eizelle als auch die Spermien (männliche Samenzellen) nur eine begrenzte Lebensdauer haben. Die Spermien überleben im Schnitt 2 bis 4 Tage, die Eizelle sogar nur 6 bis 18 Stunden. Das bedeutet, dass eine Frau nur an ganz wenigen Tagen innerhalb eines Zyklus überhaupt schwanger werden kann. Paare, die sich vergeblich ein Kind wünschen, können ein Lied davon singen!

Erste Versuche, aufgrund neuer Erkenntnisse über den weiblichen Zyklus eine Verhütungsmethode zu entwickeln, waren die so genannten Kalendermethoden nach Knaus und Ogino. Diese rechneten von der Menstruation zurück zum wahrscheinlichen Zeitpunkt des Eisprungs. Wenn eine Frau 12 Monate lang ihre Zykluslänge beobachtet hatte (also die Länge vom ersten Tag einer Menstruation bis zum letzten Tag vor der nächsten), konnte man dadurch die fruchtbaren Tage eingrenzen (bei einem Zyklus von 28 Tagen beispielsweise war das mit einem gewissen Sicherheitsabstand der 10. bis 17. Zyklustag). Der Nachteil und damit ein beträchtlicher Unsicherheitsfaktor liegt auf der Hand: Mit den Kalendermethoden kann man keine zuverlässigen Aussagen über den gerade aktuellen Zyklus machen, denn man rechnet ja sozusagen nur die Verhältnisse aus den vergangenen Zyklen hoch und geht davon aus, dass diese zum gegenwärtigen Zeitpunkt ebenfalls zutreffen.

Als man schließlich erkannte, dass die Körpertemperatur eng mit dem Zyklusverlauf zusammenhängt, war erstmals eine Möglichkeit gefunden, auch für den aktuellen Zyklus eine Aussage über fruchtbare und unfruchtbare Tage zu machen. Denn mit dem Eisprung steigt die Körpertemperatur deutlich an und bleibt hoch bis zur nächsten Menstruation. Der Eisprung findet meist einen Tag vor bis einen Tag nach dem Temperaturanstieg statt (Abbildung 1). Mit der Temperaturmessung kann aus diesem Grund der Zeitpunkt des Eisprungs mit einer Genauigkeit von plus/minus 1 bis 2 Tagen bestimmt werden, und zwar individuell für jeden Zyklus.

Übrigens empfahl der katholische Pfarrer Wilhelm Hillebrand schon 1934 erstmals die Empfängnisverhütung durch periodische Enthaltsamkeit aufgrund von Temperaturmessungen. Auch heute noch gehört die natürliche Familienplanung zu den von der katholischen Kirche akzeptierten Methoden.

Zur Temperaturmessung kam später eine Ergänzung hinzu, die die Sicherheit nochmals erhöhte: die Beobachtung des Zervixschleims, das heißt, des Schleims, der im Gebärmutterhals (Zervix) gebildet wird. (Die Zervix ist der Teil der Gebärmutter, der zapfenförmig in die

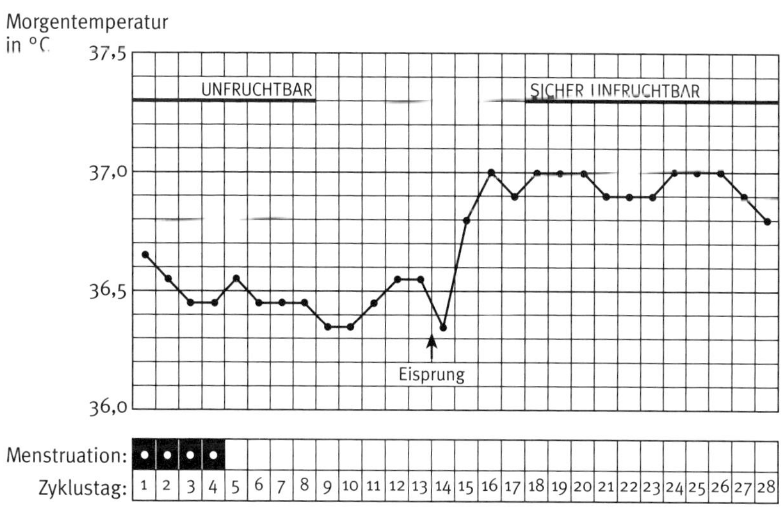

Abbildung 1: Typischer Temperaturverlauf während des weiblichen Zyklus

Scheide hineinreicht.) Schon kurz vor dem Eisprung wird reichlich dünnflüssiger Schleim gebildet, der in Kombination mit der Temperaturmessung eine noch genauere Eingrenzung des Zeitpunkts erlaubt, zu dem der Eisprung stattfindet. Die Kombination der Beobachtung des „Symptoms" Schleimbildung mit der Temperaturmessung bezeichnet man als *symptothermale Methode.* Eine umfassende Grundlage dafür hat Dr. Josef Rötzer bereits im Jahr 1965 veröffentlicht. 1981 wurde in Deutschland eine Arbeitsgruppe Natürliche Familienplanung (NFP) gegründet, die seither durch umfangreiche Forschungsarbeit und Beratungstätigkeit die Etablierung und Weiterentwicklung der natürlichen Verhütung in Anlehnung an diese Methode auch in Deutschland fördert.

Die symptothermale Methode wird in diesem Buch genau erklärt werden. Bei der strengen Anwendung dieser Methode darf man nur an den sicher unfruchtbaren Tagen *nach* dem Eisprung miteinander schlafen. Es gibt auch viele Paare, die zwar die symptothermale Methode anwenden, an den nicht sicher unfruchtbaren Tagen aber trotzdem miteinander schlafen und dabei zum Beispiel ein Kondom verwenden. Die Sicherheit der Empfängnisverhütung ist dann etwas geringer als mit der strengen symptothermalen Methode.

Die Sicherheit einer Methode der Empfängnisverhütung wird mit dem so genannten Pearl-Index angegeben (nach dem amerikanischen Biologen Raymond Pearl). Dieser Index gibt die Zahl der unbeabsichtigten Schwangerschaften an, wenn 100 Frauen eine Verhütungsmethode ein Jahr lang anwenden (das entspricht 100 „Frauenjahren" bzw. 1200 Zyklen). Vereinfachend werden hierbei 12 Zyklen mit einem Kalenderjahr gleichgesetzt.

Dabei muss man zwischen der so genannten Methodensicherheit und der Gebrauchssicherheit unterscheiden. Die Methodensicherheit gibt an, wie sicher die Methode ist, wenn sie ganz genau angewendet wird. Doch da Menschen keine Roboter sind, passieren auch Fehler, so dass der Pearl-Index unter Alltagsbedingungen bei allen Verhütungsmethoden höher ist (= Gebrauchssicherheit), als man theoretisch annehmen sollte. Bei einer sehr komplizierten Methode der Empfängnisverhütung klafft natürlich die Kluft zwischen Methoden- und Gebrauchssicherheit mehr auseinander als bei einer simplen Methode, bei der weniger Fehler passieren können. Über den Pearl-Index bei Anwendung der symptothermalen Methode wird unter anderem an der Universität Düsseldorf im Rahmen der Arbeitsgruppe Natürliche Familienplanung (NFP) geforscht. Die Methodensicherheit liegt bei 0,5 unerwünschten Schwangerschaften auf 100 Frauenjahre (das entspricht ungefähr der Sicherheit der Pille), die Gebrauchssicherheit bei 1,6 bei strenger Anwendung (das heißt: Beischlaf nur in der sicher unfruchtbaren Phase nach dem Eisprung) und bei 1,9 bei weniger strenger Anwendung. Das sind hervorragende Werte, wie ein Vergleich verschiedener Methoden der Empfängnisverhütung zeigt (Tabelle unten).

Die Diskrepanz zwischen Gebrauchs- und Methodensicherheit ist allerdings relativ groß, was zeigt, dass die Sicherheit der natürlichen Verhütung stark davon abhängt, wie genau es ein Paar mit der praktischen Anwendung der Regeln nimmt. Es stimmt allerdings nicht, dass die Methode so kompliziert ist, dass viele Paare sie einfach nicht verstehen und deshalb nicht sicher anwenden können. Man muss kein Gelehrter sein, um die symptothermale Methode zu lernen; allerdings muss man die Bereitschaft mitbringen, die Grundlagen dieser Form der Verhütung wirklich zu erfassen.

ZUVERLÄSSIGKEIT DER VERHÜTUNGSMETHODEN

Verhütungsmethode	Pearl-Index
Antibabypille	0,2–0,5
Symptothermale Methode	0,5–1,9
Spirale	2–3
Minipille	3
Kondom	3
Scheidendiaphragma	3–4
Chemische Mittel (Zäpfchen, Scheidencremes)	5–20 (je nach Art des spermienabtötenden Wirkstoffs)
Coitus interruptus („Aufpassen“)	20
Kalendermethoden (Knaus-Ogino)	20

Die Vorteile der natürlichen Verhütung

Wie schon gesagt, kann man nur an wenigen Tagen im Monat überhaupt schwanger werden. Viele Frauen fühlen einen regelrechten Widerwillen dagegen, tagaus, tagein, die Pille zu schlucken oder ständig eine Spirale zu tragen, obwohl dies den Großteil der Zeit eigentlich völlig überflüssig ist. Nicht wenige Frauen haben jahre- oder jahrzehntelang die Pille genommen. Auf die anfängliche Euphorie in den 60er Jahren, endlich ohne Angst vor einer ungewollten Schwangerschaft seine Sexualität ausleben zu können, folgte mit den ersten Langzeitstudien über mögliche Gesundheitsrisiken eine gewisse Ernüchterung und „Pillenmüdigkeit". Obwohl nach dem heutigen Wissensstand die Risiken der Pilleneinnahme für die meisten Frauen vertretbar sind, gibt es doch die Möglichkeit gravierender Nebenwirkungen. Dazu gehören beispielsweise Thrombosen, ein erhöhtes Herzinfarkt- und Brustkrebsrisiko und eine erhöhte Anfälligkeit für Pilzinfektionen der Scheide. Auch andere sichere Alternativen wie die Spirale wecken oft Unbehagen. Nicht selten kommt es bei Frauen, die eine Spirale tragen, zu sehr starken Blutungen, krampfartigen Schmerzen und gelegentlich auch zu Infektionen. Eine Sterilisation ist zwar zuverlässig, aber mit einem so endgültigen Schritt können sich viele Frauen nicht einmal anfreunden, wenn sie sich sicher sind, dass sie keine weiteren Kinder möchten. Bleiben also die so genannten Barrieremethoden (Kondome, Diaphragma, Portiokappe, Schaum). Doch abgesehen von einer nicht ganz so großen Sicherheit wird hier die erforderliche Unterbrechung des Liebesspiels oft als sehr störend empfunden. (Vor- und Nachteile der Barrieremethoden, die als Ergänzung der symptothermalen Methode in der fruchtbaren Zeit in Frage kommen, werden ab Seite 65 besprochen.)

Und noch etwas empfinden Frauen bei den meisten Methoden der Empfängnisverhütung als frustrierend: Fast immer liegen die Verantwortung für die Verhütung und eventuelle gesundheitliche Nachteile allein bei der Frau. Aus der in den Anfangszeiten der Pille freudig begrüßten Möglichkeit, jederzeit miteinander schlafen zu können, ist für viele Frauen das Empfinden geworden, jederzeit unabhängig von ihren eigenen Bedürfnissen verfügbar sein zu müssen. Hinzu kommt das Bedürfnis, in einer zunehmend technisierten Welt wieder vermehrt auf die Signale des eigenen Körpers zu achten und wenigstens in einem Teilbereich des Lebens wieder zu einer neuen Natürlichkeit zurückzufinden.

Natürlich verhüten bedeutet, ein neues Körperbewusstsein zu entwickeln. Die bewusste Körperwahrnehmung ist für viele Frauen ein neues Erlebnis ihres Selbstverständnisses als Frau und kann auch ihre Sexualität inspirieren. In der fruchtbaren Zyklusphase sind dann beide Partner gefragt, Verantwortung zu übernehmen und durch vorübergehende sexuelle Enthaltsamkeit eine unerwünschte Schwangerschaft zu verhindern. Natürliche Empfängnisverhütung ist die einzige Methode, bei der beide Partner in gleicher Weise verantwortlich sind und die Nachteile gemeinsam tragen müssen. Dies kann eine Bereicherung für eine Partnerschaft sein.

Wie kaum eine andere Verhütungsmethode ist die natürliche Verhütung nach der symptothermalen Methode davon abhängig, dass beide Partner dahinter stehen und sie gemeinsam und verantwortungsbewusst handhaben. Natürliche Verhütung ist nur möglich, wenn die Partner miteinander sprechen: über Gefühle und Sexualität, über ihren Wunsch nach Kindern oder ihre Angst davor, über kurz- und langfristige Perspektiven der Familien- und Lebensplanung. Für viele Paare ist das eine einmalige Chance, über solche Themen überhaupt zum ersten Mal ins Gespräch zu kommen. Das schafft Nähe, Vertrauen und Gemeinsamkeit. Viele Paare empfinden das als Bereicherung gegenüber einer Familienplanung, die die Frau mit der Entscheidung und Verantwortung für die Verhütung oder auch dem Ja zu einer Schwangerschaft weitgehend allein lässt.

Wie der Wechsel zur natürlichen Verhütung eine Beziehung beeinflussen kann, zeigt folgendes Beispiel.

Cornelia und Sven

Cornelia und Sven sind beide 24 Jahre alt. Cornelia hat die Pille genommen, seit sie 17 war. Vor zwei Jahre spürte sie einen von Monat zu Monat stärker werdenden inneren Widerstand gegen das regelmäßige Einnehmen der Pille.

Cornelia: „Ich hatte das Gefühl, dass mein Körper gar nicht mehr wusste, wie er eigentlich natürlich funktionieren sollte. Manchmal dachte ich, vielleicht kann ich ja sowieso keine Kinder kriegen – ich weiß ja nicht einmal, ob ich einen Eisprung hätte, wenn ich die Pille absetzen würde. Mein Körper war mir irgendwie fremd geworden mit dieser beängstigenden Regelmäßigkeit der Abläufe von Pilleneinnahme und Blutungen, die ich auf die Stunde genau vorhersagen konnte. Praktisch war natürlich, dass ich die Blutung auch mal verschieben konnte, wenn wir zum Beispiel in Urlaub fahren wollten. Aber irgendwie hatte ich dann auch immer das Gefühl, meinen Körper zu vergewaltigen. Hinzu kam dann noch, dass ich immer saurer auf Sven wurde. Er hatte alle diese Probleme nicht und tat überhaupt nichts für die Verhütung. Er machte sich nicht einmal Gedanken darüber, ob wir ewig so weitermachen oder vielleicht irgendwann mal Kinder haben wollten. Eines Tages hatte ich dann einfach genug, ich wollte nicht mehr. Da habe ich Sven davon überzeugt, dass wir uns gemeinsam eine Alternative überlegen müssen."

Für Männer bedeutet natürliche Verhütung die Chance, ihrer Partnerin näher zu sein als früher. Durch das Miterleben der Zyklusphasen, die häufig auch mit seelischen Schwankungen verbunden sind, erschließen sich ihnen seelisch-körperliche Zusammenhänge im Leben der Frauen.

Sven: „Es stimmt schon: Verhütung, das war immer Cornelias Job. Wenn sie manchmal die Pille vergessen hatte, wurde ich richtig sauer auf sie, weil sie sich nicht richtig um ihre Verhütung gekümmert hat. Ich habe damals nie gefunden, dass das irgendwas mit mir zu tun haben könnte. Als Cornelia dann die Pille nicht mehr nehmen wollte, konnte ich das erst mal überhaupt nicht verstehen. Ich fand es ziemlich lästig, dass ich mich plötzlich auch mit der Verhütung beschäftigen sollte. Um des lieben Friedens willen bin ich dann halt mitgegangen zu so einem Kurs über natürliche Familienplanung. Da merkte ich erst, dass ich eigentlich keine Ahnung von den natürlichen Abläufen bei Frauen hatte. Wir verhüten jetzt seit zwei Jahren natürlich. Es funktioniert und wir kennen jetzt viel besser als früher unsere Bedürfnisse. Ich kann auch besser auf Cornelias Stimmungsschwankungen eingehen, seitdem ich weiß, dass sie immer nur einige Tage vor der Periode so streitlustig ist. Ich kann heute gar nicht mehr verstehen, dass ich mir früher überhaupt keine Gedanken darüber gemacht habe, ob und wann wir uns ein Kind wünschen und wie wir es hinkriegen, dass Cornelia erst schwanger wird, wenn wir beide dazu bereit sind."

Die genaue Registrierung der Körperzeichen für Fruchtbarkeit oder Unfruchtbarkeit geht mit einem gesteigerten Körpergefühl auch auf anderen Gebieten einher. Plötzlich merken Sie vielleicht, dass Kopfschmerzen, gesteigerter Appetit oder Hautunreinheiten, die Sie bisher für reinen Zufall gehalten haben, offenbar mit Ihrem Zyklus zusammenhängen. Vielleicht hatten Sie auch schon immer einen so genannten Mittelschmerz im Unterbauch, der den Eisprung begleitete – und Sie hatten Angst, es könne sich um eine Blinddarmentzündung handeln. Auch seelische Veränderungen wie Reizbarkeit oder depressive Verstimmung lassen plötzlich ihren Zusammenhang mit dem Zyklusgeschehen erkennen und sind so viel besser zu ertragen – das trifft auch für Ihren Partner zu, der sicher mehr Verständnis für Sie hat, wenn er feststellt, dass Ihre vorübergehende Streitlust nichts mit ihm, sondern mit Ihrem Zyklus zu tun hat. Frauen sollten daher nicht zögern, ihren Partner bei der Dokumentation der Körperzeichen einzubeziehen, statt ihm nur lakonisch „rotes oder grünes Licht" für den Beischlaf zu signalisieren.

Doch der große Vorteil der gemeinsamen Verantwortung kann in manchen Beziehungen auch ein Nachteil sein bzw. die Anwendung der natürlichen Methode unmöglich machen: Wenn Ihr Partner nicht bereit ist, sich auf diese Form der Verhütung einzulassen, sind ständige Konflikte besonders über die Einhaltung der periodischen Abstinenztage vorprogrammiert.

Es kommt nicht selten vor, dass Männer erst einmal abblocken, wenn ihre Frauen erwägen, auf natürliche Verhütung umzusteigen. Zunächst fürchten sie oft mangels Information, diese Methode sei zu unsicher. Außerdem erscheint sie ihnen kompliziert und schwer durchschaubar, zumal sie sich mit den zyklischen Vorgängen des weiblichen Körpers bisher in den seltensten Fällen beschäftigt haben. Doch wenn sie erst einmal Erfahrungen damit gemacht haben, wundern sich viele Männer doch im Nachhinein, wieso sie bisher so wenig Interesse für ein so existenzielles Anliegen ihrer Partnerschaft aufgebracht haben.

Wie beeinflusst die natürliche Verhütung die Sexualität?

Je nach Zykluslänge muss man sich pro Zyklus auf etwa 10 bis 14 Abstinenztage einstellen. Die periodische Enthaltsamkeit kann Männern und Frauen zunächst schwierig, ja vielleicht unzumutbar erscheinen. Sie scheint einer spontanen Sexualität entgegenzustehen. Für Paare, die noch nicht lange zusammen sind oder die ein besonders starkes sexuelles Verlangen haben, kann die natürliche Verhütung daher auch die falsche Methode sein. Denn wenn man es nicht schafft, in der fruchtbaren Phase nicht oder zumindest nicht ungeschützt miteinander zu schlafen, kann man auf die natürliche Verhütung gleich ganz verzichten. Manche Männer fühlen sich auch bevormundet und haben Probleme mit Sex „auf Kommando". Das trifft natürlich auch auf Frauen zu, wenn sie meinen, sie müssten die unfruchtbare Zeit zum Beischlaf nützen, obwohl sie eigentlich keine Lust dazu haben. Beide Partner können sich dann geradezu verpflichtet fühlen, miteinander zu schlafen, nur weil in Kürze wieder die Abstinenzphase beginnt.

In gereifteren Partnerschaften, in denen das sexuelle Begehren nicht mehr so stark im Vordergrund steht, kann aber die Notwendigkeit der Enthaltsamkeit für eine bestimmte Zeit im Monat sogar stimulierend wirken und phantasievollere Formen der Sexualität begünstigen. Es gibt ja den Ausspruch: Abstinenz ist das beste Aphrodisiakum. Jedenfalls lässt es sich nicht leugnen, dass sexuelle Langeweile und fehlendes Verlangen heute ein weit verbreitetes Problem sind. Dieser Trend wird seit Jahren von Sexualforschern bestätigt. Vielleicht hat ja die ständige sexuelle Verfügbarkeit, wie Pille und Spirale sie mit sich bringen, manchen Beziehungen auch den sexuellen „Kick" genommen.

Sie müssen selbst ausprobieren, ob Sie die Einschränkung der Zeiten, in denen Sie miteinander schlafen können, als „Lustkiller" empfinden, ob das für Sie keine Rolle spielt oder ob Sie dies sogar als Bereicherung empfinden. Viele Paare sind erfinderisch, wenn es darum geht, auch in Abstinenzzeiten ihren sexuellen Bedürfnissen Raum zu geben. Dennoch haben fast alle Paare ab und zu Probleme, die Abstinenz durchzuhalten.

Etwa zwei Drittel der Paare hat damit nur selten Schwierigkeiten, aber immerhin ein Drittel findet schon, dass die Abstinenztage ein großes Problem sind. Einer wissenschaftlichen Studie zu diesem Thema zufolge stellen 82 Prozent der Paare durch die Abstinenzphasen weder eine Verbesserung noch eine Verschlechterung ihrer Beziehung fest, 12 Prozent sehen darin eine deutliche Verschlechterung, aber immerhin 6 Prozent meinen, dass dies eine Bereicherung für sie darstelle.

Das Akzeptieren der zeitweisen Abstinenz setzt Nähe, Vertrauen und Rücksichtnahme voraus. Das kann emotional und sexuell sehr bereichernd sein. Dazu wieder ein Beispiel:

Katrin und Robert

Katrin, 40, und Robert, 42, sind seit 15 Jahren verheiratet. Seit 5 Jahren verhüten sie mit der natürlichen Methode. Ihr Sexualleben hat sich dadurch verändert – zum Positiven, wie sie beide meinen.

Katrin: „Früher, als ich noch die Spirale hatte, gab es zwischen uns als Körperkontakt entweder gar nichts oder Beischlaf. Wenn ich nicht in Stimmung war, habe ich es vermieden, Robert zu küssen oder zu streicheln. Er hat das dann immer als Aufforderung zum Sex verstanden, auch wenn ich nur ein bisschen zärtlich sein wollte. Seitdem wir natürlich verhüten, ist ihm jeden Tag klar, ob wir miteinander schlafen dürfen oder nicht. In der fruchtbaren Phase finde ich es sehr entspannend, dass wir einfach zärtlich sein können, ohne dass einer von uns beiden mehr erwartet."

Robert: „Ich bin an sich nicht so zärtlich veranlagt. Schmusen gab es bei uns zu Hause nicht, als ich noch ein kleiner Junge war. Es stimmt schon, küssen und streicheln hat für mich immer automatisch bedeutet, dass wir auch miteinander schlafen würden. Die Abstinenztage haben mir auch am Anfang ziemlich zugesetzt. Doch meine Frau hat mich davon überzeugt, dass es auch schön ist, mal körperliche Nähe ohne sexuelle Hintergedanken zu spüren. Inzwischen genieße ich das Zärtlichsein richtig."

Was man wissen muss, um natürlich verhüten zu können

Die Anwendung der natürlichen Verhütung setzt ein Basiswissen über die zyklisch wiederkehrenden Vorgänge im Körper der Frau voraus. Die weiblichen Geschlechtsorgane bestehen aus den äußeren Genitalien (Schamlippen, Klitoris) und den inneren Genitalien (Scheide = Vagina, Gebärmutter = Uterus, Eierstöcke = Ovarien und Eileiter). In jedem Zyklus reift entweder im rechten oder im linken Ovar eine Eizelle heran. Etwa in der Zyklusmitte, also zwischen zwei aufeinander folgenden Regelblutungen, kommt es zum Eisprung (Ovulation). Das bedeutet, dass das kleine Bläschen (Follikel), in dem die Eizelle herangereift ist, aufplatzt und die reife Eizelle vom offenen Ende des Eileiters aufgenommen wird. Die Eierstöcke enthalten von Geburt an etwa 250 000 unreife Eizellen. Nur ein kleiner Teil davon (etwa 300 bis 400 Stück) reift so weit heran, dass daraus eine befruchtungsfähige Eizelle wird, aus der ein Kind entstehen kann. Sie bleibt 6 bis 18 Stunden befruchtungsfähig, das heißt, nach dem Eisprung ist die Dauer der fruchtbaren Phase von der Lebensdauer der Eizelle abhängig. (Da Spermien im Schnitt 2 bis 4 Tage, in Einzelfällen auch 5 Tage leben, ergibt sich *eine fruchtbare Phase von bis zu 5 Tagen vor dem Eisprung und 1 Tag danach.)*

Die Eierstockzellen um die Eizelle herum (Follikelzellen) bilden weibliche Geschlechtshormone (Östrogene). Nach dem Eisprung entsteht aus diesen Follikelzellen der Gelbkörper (Corpus luteum). Er bildet ebenfalls Geschlechtshormone, die Gestagene (zum Beispiel das Progesteron), die im Falle einer Befruchtung wichtig für die Erhaltung der Schwangerschaft sind.

Die Eizelle kann auf dem Weg in die Gebärmutter im Eileiter befruchtet werden. Eine befruchtete Eizelle nistet sich nach einigen Tagen in der für eine Schwangerschaft vorbereiteten Gebärmutterschleimhaut ein. Wird die Eizelle dagegen nicht befruchtet, wird die Gebärmutterschleimhaut teilweise abgestoßen (Menstruation) und im nächsten Zyklus für eine eventuelle Schwangerschaft neu aufgebaut.

Ein Zyklus beginnt mit dem ersten Tag der Regelblutung und endet mit dem Tag vor der nächsten Blutung. Jeder Zyklus ist ungefähr 28 Tage lang, jedoch haben viele Frauen auch einige Tage längere oder kürzere Zyklen (meist zwischen 23 und 35 Tagen). Der Eisprung erfolgt relativ konstant 12 bis 16 Tage vor der nächsten Regelblutung. Bei Frauen, die einen kurzen Zyklus haben, tritt der Eisprung also früher im Zyklus ein, bei Frauen mit einem längeren Zyklus später. Das heißt, dass die Dauer der Zyklusphase *vor* dem Eisprung (präovulatorische oder Follikelphase) in der Länge variiert, die Dauer der Phase *nach* dem Eisprung (postovulatorische oder Lutealphase) aber normalerweise recht konstant ist.

Das Heranreifen der Eizelle, der periodische Aufbau der Gebärmutterschleimhaut, Eisprung und Menstruation laufen bei den meisten Frauen mit erstaunlicher Regelmäßigkeit ab. Das liegt am Zusammenspiel mehrerer Hormone, die in den Ovarien, in der Hirnanhangdrüse

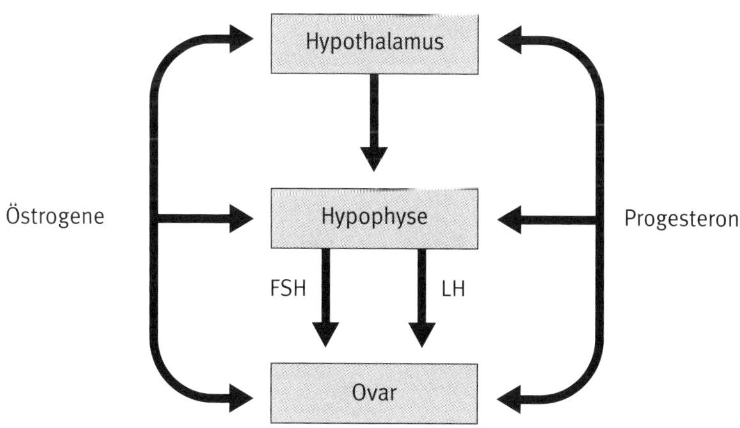

Abbildung 2: Die Hormonproduktion in den Ovarien wird durch Hormone aus der Hypophyse und dem Hypothalamus gesteuert. Die Eierstockhormone haben ihrerseits Einfluss auf die Hormonbildung im Gehirn.

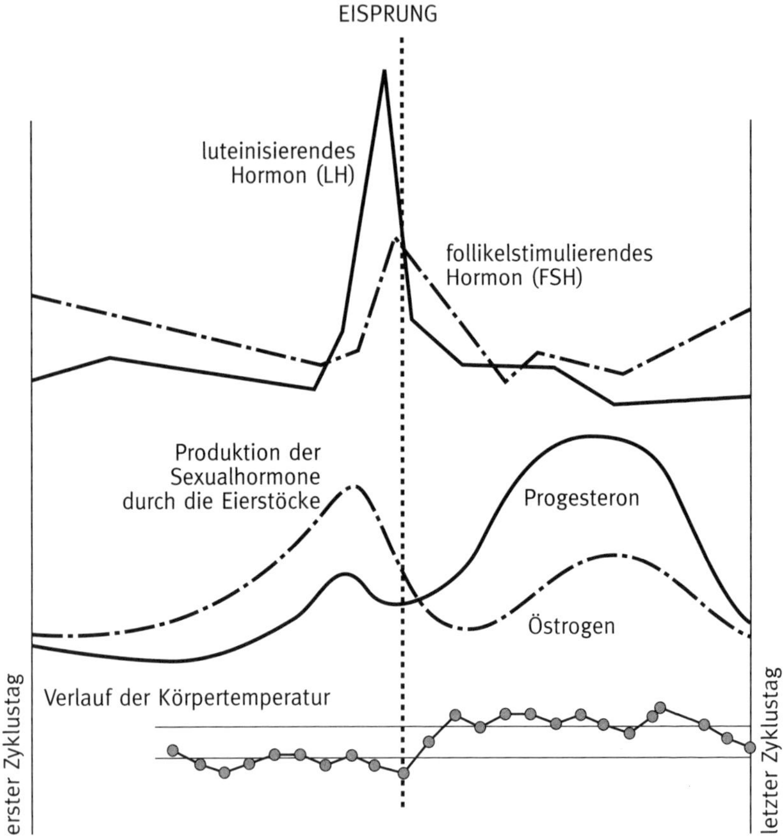

Abbildung 3: Konzentration der Sexualhormone im Blut im Verlauf des weiblichen Zyklus. Der Eisprung erfolgt 24–36 Stunden nach dem Maximum der LH-Konzentration.

(Hypophyse) und in einer weiteren Hirnregion, dem Hypothalamus, gebildet werden. Die Hormonbildung in den Ovarien unterliegt der Kontrolle durch die im Gehirn gebildeten Hormone. Umgekehrt bewirkt die Menge der Eierstockhormone wiederum die Förderung oder Hemmung der Hormonbildung im Gehirn (Abbildung 2). Die in der Hypophyse gebildeten Hormone heißen mit dem Oberbegriff Gonadotropine (das bedeutet: die Keimdrüsen beeinflussende Hormone). Die zyklische Aktivität der Ovarien wird durch die Gonadotropine LH (Luteinisierendes Hormon) und FSH (Follikelstimulierendes Hormon) gesteuert. In der ersten Zyklushälfte wird unter dem Einfluss des FSH das Wachstum der Follikelzellen gefördert und die Östrogenbildung angeregt. Kurz vor dem Eisprung erreicht die Östrogenproduktion in den Ovarien ihr Maximum (Abbildung 3). An der Auslösung des Eisprungs ist unter anderem ein plötzlicher Anstieg der Hormone LH und FSH beteiligt. Der Eisprung erfolgt etwa 24 bis 36 Stunden nach dem LH-Maximum. Der aus dem Follikel entstehende Gelbkörper produziert dann in der zweiten Zyklushälfte Progesteron, das für den Anstieg der Körpertemperatur verantwortlich ist. Der ansteigende Progesteronspiegel im Blut signalisiert der Hypophyse und dem Hypothalamus, dass im Moment kein neues Ei heranreifen soll, die Bildung von Gonadotropinen wird dadurch gehemmt. Wenn keine Schwangerschaft eintritt, bildet sich der Gelbkörper zurück und produziert immer weniger Progesteron. Das ist das Signal für Hypophyse und Hypothalamus, durch vermehrte Hormonbildung den nächsten Zyklus einzuleiten.

Die Hormonbildung in den Ovarien hat wiederum Auswirkungen auf die Gebärmutter. In der ersten Zyklushälfte verdickt sich unter dem Einfluss der Östrogene die Gebärmutterschleimhaut. Nach dem Eisprung wandelt sich die Schleimhaut durch die Wirkung des Progesterons so um, dass sie optimal auf die Aufnahme eines befruchteten Eies vorbereitet ist. Wird das Ei nicht befruchtet, wird der obere Teil der Schleimhaut abgestoßen, es kommt zur Menstruationsblutung.

Aber nicht nur an der Gebärmutterschleimhaut spielen sich zyklische Veränderungen ab. Der Gebärmutterhals (Zervix), der in die Scheide hineinragt, verändert sich ebenfalls unter dem Hormoneinfluss. In den unfruchtbaren Phasen des Zyklus ist die Öffnung der Zervix durch zähen Schleim verschlossen (er sieht bei sehr starker Vergrößerung unter dem Mikroskop wie ein engmaschiges Netz aus, das die Spermien nicht durchdringen können), der Muttermund ist fest geschlossen und sitzt tief unten, so dass man ihn mit den Fingern ertasten kann. Um den Eisprung herum öffnet sich der Muttermund, der Schleim wird dünn und für Spermien durchlässig und der Muttermund sitzt weiter oben in der Scheide. Auf die Bedeutung dieser Körperzeichen für das Erkennen der fruchtbaren und unfruchtbaren Zyklusphasen wird noch ausführlich eingegangen (Seite 30).

Bisher war nur von der weiblichen Seite der Fruchtbarkeit die Rede. Zu einer Schwangerschaft (und natürlich auch zur Verhütung) gehören aber zwei. Aus der Eizelle kann nur ein Kind entstehen, wenn sie von einer männlichen Samenzelle (Spermium) befruchtet wird. Deshalb sollen hier noch ganz kurz Aussehen und Funktionweise der männlichen Geschlechtsorgane angesprochen werden. Grundkenntnisse darüber sind wichtig, wenn man in der fruchtbaren Phase des Zyklus zusätzlich so genannte Barrieremethoden zur Verhütung verwendet (Seite 65). Diese zielen darauf ab, ein Zusammentreffen von Spermium und Eizelle zu verhindern.

Ein Spermium besteht aus einem Kopfteil, der den Zellkern enthält, und einem beweglichen Schwanz, der sozusagen den Antrieb der Samenzelle darstellt. Nur aktiv bewegliche Samenzellen können es schaffen, von der Scheide durch die Gebärmutter in den Eileiter zu gelangen, wo die Befruchtung stattfindet. Die Spermien werden in den Hoden gebildet und in den Nebenhoden gespeichert. Bei einem Samenerguss (Ejakulation) werden sie durch die Samenleiter in Richtung Harnröhre transportiert, die im Penis verläuft. Unterwegs vermischen sich die Spermien mit Sekreten aus den Samenbläschen und der Prostata zum Sperma. Dieses enthält Substanzen, die zur Ernährung und für die Beweglichkeit der Spermien wichtig sind.

Sexualität und Fruchtbarkeit des Mannes sind wie bei Frauen von Hormonen gesteuert. Die Spermienbildung findet unter dem Einfluss des im Hoden gebildeten Testosterons statt, dessen Bildung und Ausschüttung von den Hormonen FSH und LH aus der Hypophyse und dem Hypothalamus gesteuert wird. Die übergeordneten Hormone, die die Bildung der Geschlechtshormone anregen, sind also bei Frauen und Männern identisch.

Die Barrieremethoden der Verhütung, von denen noch die Rede sein wird, setzen entweder die Beweglichkeit der Spermien herab oder sie verhindern ihr Aufsteigen in die Gebärmutter und den Eileiter.

Die Körperzeichen: wann der Körper fruchtbar ist

Auf den folgenden Seiten werden die mess- und fühlbaren Körperveränderungen beschrieben, die die Grundlage einer zuverlässigen natürlichen Verhütung sind. Wie die Beobachtung dieser Körperzeichen ganz konkret und praktisch aussieht, wird ab Seite 34 anhand von Beispielen erklärt.

Die Temperaturkurve

Sie ist die wichtigste Grundlage für die natürliche Verhütung. Die Temperaturkurve zeigt im Laufe des Zyklus einen charakteristischen, so genannten biphasischen Verlauf (Abbildung 1 auf Seite 15). In der ersten Zyklushälfte (vor dem Eisprung, präovulatorisch) sind die gemessenen Temperaturen um durchschnittlich 0,2 bis 0,5 °C niedriger als in der zweiten Zyklushälfte (nach dem Eisprung, postovulatorisch). Ursache für den Temperaturanstieg nach dem Eisprung ist die Progesteronbildung im Gelbkörper. Dieses Hormon beeinflusst Schaltzentren im Gehirn, die für die Temperaturregulation des Körpers zuständig sind. Deshalb steht die Temperaturkurve in einem engen Zusammenhang mit den im Blut messbaren Hormonspiegeln. Sobald die Temperatur über einen Zeitraum von 3 Tagen auf dem höheren Niveau geblieben ist, ist eine Empfängnis praktisch nicht mehr möglich.

Natürlich sind die Messwerte nicht immer so ideal und damit problemlos interpretierbar wie auf der Abbildung. Manchmal ist es schwierig, den Temperaturanstieg, der nach dem Eisprung stattfindet, eindeutig zu erkennen. Das kann daran liegen, dass der Anstieg entweder sehr allmählich erfolgt oder dass die Differenz zwischen den beiden Temperaturniveaus sehr gering ist, was bei manchen Frauen der Fall ist. Schwierigkeiten, die bei der Interpretation auftreten können, und Störfaktoren, die zu Abweichungen der Temperaturkurve führen, werden später noch genau besprochen.

Die Beobachtung des Zervixschleims

Einen Haken hat die Sache mit der Temperaturmessung allerdings: Sie gibt nur Auskunft darüber, ob ein Eisprung bereits stattgefunden hat, zeigt also das *Ende* der fruchtbaren Zyklusphase an. Sie eignet sich nicht als „Warnung" vor dem bevorstehenden Eisprung. Das bedeutet, dass man im aktuellen Zyklus *vor dem Eisprung* eine beträchtliche Unsicherheit darüber hat, ab wann es riskant wird, miteinander zu schlafen. Um diesen Unsicherheitsfaktor zu entschärfen, hat man nach Zeichen gesucht, die auch Rückschlüsse auf den *Beginn der fruchtbaren Zeit* erlauben.

Neben der Temperaturmessung ist die Beobachtung der Schleimabsonderungen aus der Scheide das sicherste Indiz dafür, ob man an einem bestimmten Zyklustag schwanger werden kann oder nicht. Wenn man erst einmal weiß, worauf es ankommt, bekommt man im Lauf der Zeit ein gutes Gespür dafür.

Nach dem Ende der Menstruation kommen bei normal langer Zyklusdauer zunächst einige Tage, an denen sich die Scheide trocken anfühlt. Das merken Sie beispielsweise beim Abtupfen des Scheideneingangs mit Toilettenpapier oder beim Einführen eines Fingers in die Scheide. In der Folgezeit bemerken sie eine allmählich zunehmende Feuchtigkeit der Scheide und des Scheideneingangs. Das Einsetzen dieser vermehrten Schleimsekretion ist ein erster Hinweis auf den bevorstehenden Eisprung.

Der zuerst auftretende Schleim ist weißlich oder gelblich und nicht sehr flüssig, eher zäh und klumpig. Wenn man etwas davon zwischen Daumen und Zeigefinger verreibt, fühlt sich das klebrig an. Es lassen sich mit dem Schleim keine Fäden ziehen.

Doch das kann sich innerhalb von nur wenigen Stunden ändern. Dann wird der Schleim zunehmend dünnflüssiger, er sieht wässrig-milchig aus und fühlt sich ähnlich wie eine Körperlotion an. Der Scheideneingang fühlt sich feucht an. Nimmt man etwas Schleim zwischen

Daumen und Zeigefinger, lassen sich damit vielleicht schon einige Millimeter lange Fäden ziehen – der Schleim beginnt, „spinnbar“ zu werden. Dieser Schleim bildet keine Barriere mehr für die Spermien, im Gegenteil, er fördert durch seine Zusammensetzung ihre Beweglichkeit.

Auf dem Höhepunkt der fruchtbaren Phase ähnelt der Schleim dann rohem Eiweiß, unter Umständen fühlt sich der Scheideneingang regelrecht nass an. Jetzt kann man mit dem Schleim zwischen Daumen und Zeigefinder mehrere Zentimeter lange Fäden ziehen. Das bezeichnet man als *Spinnbarkeit* des Schleims.

Die Beobachtung des Schleimes alleine reicht für eine sichere Verhütung jedoch auf keinen Fall aus! Es gibt keine ganz eindeutige Zuordnung der Schleimveränderungen zum genauen Zeitpunkt des Eisprungs. Man kann lediglich sagen, dass der Eisprung innerhalb weniger Tage vor oder nach dem Höhepunkt der Schleimproduktion und der Spinnbarkeit erfolgt. Nach dem Eisprung lässt die Schleimsekretion unter dem Einfluss des Progesterons nach. Viele Frauen beobachten sogar einen ganz abrupten Rückgang des Schleims von einem Tag auf den anderen, so dass sie meist im Rückblick eindeutig sagen können, wann der Höhepunkt der Schleimbildung war. Das ist wichtig für die Berechnung der fruchtbaren Tage. Wie man die fruchtbaren Tage anhand der Schleimbeobachtung genau errechnet, erfahren Sie im praktischen Teil ab Seite 47.

Die Kunst der Beantwortung der Frage, ob man schwanger werden kann oder nicht, liegt darin, alle verfügbaren Körperzeichen *gemeinsam* zu berücksichtigen. Das nennt man *doppelte Kontrolle* (double check). Man kann sich aus den genannten Gründen nicht allein auf eines dieser Körperzeichen verlassen – auf die Temperaturmessung nicht, weil sie nur das Ende der fruchtbaren Phase sicher anzeigt, auf die Schleimbeobachtung nicht, weil sich Schleimveränderungen nicht eindeutig dem Eisprung zuordnen lassen. Selbst wenn die Temperaturkurve zu zeigen scheint, dass die unfruchtbare Phase nach dem Eisprung erreicht ist, sollte man keinen ungeschützten Verkehr haben, wenn zum Beispiel noch am Vortag reichlich spinnbarer Zervixschleim zu beobachten war. Umgekehrt ist auch das Trockenwerden des Scheideneingangs alleine nicht ausreichend für die Annahme, nun könne keine Schwangerschaft mehr eintreten, wenn die Temperaturkurve dagegen spricht.

Die Veränderungen der Zervix und des Muttermundes

Ein weiteres Körperzeichen, das Hinweise auf die Fruchtbarkeit gibt, ist die Beschaffenheit der Zervix und des Muttermundes. Zur Erinnerung: Die Zervix ist der Teil der Gebärmutter, der in die Scheide hineinragt. Sie hat eine Öffnung, den Muttermund (Portio). Im Lauf des Zyklus ändert sich die Position der Zervix, die Weite der Öffnung des Muttermundes und die Festigkeit des Gewebes der Zervix.

Unter dem Östrogeneinfluss der ersten Zyklusphase zieht sich die Gebärmutter etwas zusammen. Dadurch wird die Zervix in der Scheide weiter nach oben gezogen. Um den Eisprung herum steht die Zervix so hoch, dass manche Frauen sie mit einem tastenden Finger kaum noch erreichen können. Nach dem Eisprung tritt sie dann unter Progesteroneinfluss wieder tiefer und kann wieder gut getastet werden. Der Muttermund ist in den unfruchtbaren Phasen des Zyklus fest geschlossen und öffnet sich zum Zeitpunkt des Eisprungs. Mit einiger Übung kann man das als Grübchen, ähnlich der Stielansatzstelle einer Kirsche, mit dem Finger fühlen. Die Zervix fühlt sich im Lauf des Zyklus unterschiedlich fest an. In den unfruchtbaren Phasen erinnert der Tasteindruck an die Konsistenz der Nasenspitze, in der fruchtbaren Zeit eher an die Festigkeit der Lippen. Es gehört Übung dazu, die tastbaren Veränderungen der Zervix und des Muttermundes zweifelsfrei zuzuordnen. Nur durch tägliches Tasten und Vergleichen bekommt man im Lauf mehrerer Zyklen ein Gespür dafür.

In der folgenden Übersicht finden Sie noch einmal eine Zusammenfassung der Körperzeichen:

Unfruchtbare Phase (vor dem Eisprung)
Temperatur: niedrig
Schleim: nicht vorhanden
Zervix: tief, fest, geschlossen
Dauer: sehr unterschiedlich

Fruchtbare Phase (kurz vor und nach dem Eisprung)

Temperatur: steigt
Schleim: klebriger, klumpiger Schleim geht innerhalb weniger Tage in durchsichtigen, spinnbaren Schleim über; dann lässt die Schleimbildung deutlich nach
Zervix: hoch, weich, geöffnet
Dauer: ungefähr 10 Tage

Sicher unfruchtbare Phase nach dem Eisprung

Temperatur: hoch
Schleim: wenig, zäher oder kein Schleim
Zervix: tief, fest, geschlossen
Dauer: ungefähr 10 bis 15 Tage

Von der Theorie zur Praxis

Die ersten Schritte für Anfängerinnen (und Anfänger!)

Bevor Sie damit beginnen, erste Erfahrungen mit der natürlichen Empfängnisverhütung zu sammeln, sollten Sie sich noch einmal etwas ganz Grundlegendes klar machen: Man kann mit der Auswertung der Körperzeichen zwar die fruchtbaren Tage eingrenzen. Jedoch kann man *nicht auf den Tag genau* sagen, wann der Eisprung stattfindet. Wenn Sie die große Sicherheit haben wollen, die die Methode bieten kann, müssen Sie die Regeln, die Sie jetzt kennen lernen werden, zuverlässig anwenden.

Oft geht es zwar gut, wenn man es nicht so ganz genau nimmt und vielleicht an einem Tag miteinander schläft, der aus Sicherheitsgründen eigentlich noch zur fruchtbaren Phase gezählt werden sollte. Doch wenn eine Schwangerschaft für Sie im Moment vollständig ausgeschlossen ist, sollten Sie solche Experimente auf keinen Fall machen.

Durch Dokumentation und Einbeziehung mehrerer Körperzeichen, also Temperatur, Zervixschleim und Tasten der Zervix, können Sie nicht nur die Sicherheit der Verhütung optimieren, sondern auch die fruchtbare Phase weiter eingrenzen und auf diese Weise die Abstinenzphasen verkürzen.

Dieses Buch gibt Ihnen genügend Hilfestellung, damit Sie lernen, worauf es bei der natürlichen Verhütung im Wesentlichen ankommt. Dennoch kann es Situationen geben, in denen Sie unsicher sind, wie Sie die Körperzeichen interpretieren sollen. Halten Sie sich dann an folgende Regel: *Wenn Sie irgendwelche Zweifel haben, verhalten Sie sich so, als ob Sie schwanger werden könnten.* Bei schwer interpretierbaren Zyklen sollten Sie auch überlegen, ob Sie lieber persönliche Beratung bei einer Mitarbeiterin der Arbeitsgruppe Natürliche Familienplanung suchen

(Arbeitsgruppe NFP der Malteser Werke, Adresse im Anhang). Diese Organisation hat gut ausgebildete Beraterinnen im ganzen Bundesgebiet, die auch individuelle Einführungskurse (vier bis fünf Abende im Lauf von drei Zyklen) geben. Auch die Sexualberatung der Pro Familia (Adresse im Anhang) oder andere Beratungsstellen können weiterhelfen – und natürlich Ihre Frauenärztin oder Ihr Frauenarzt.

Zeichnen Sie die Körperzeichen immer sorgfältig in dem Kurvenblatt auf, das Sie gleich kennen lernen werden, und werfen Sie die Kurvenblätter später nicht weg. Im Rückblick werden Ihnen beim Überblick über mehrere Zyklen viele Zusammenhänge klarer werden. Diese Aufzeichnungen können auch zu einem anderen Zeitpunkt eine große Hilfe sein, wenn Sie zum Beispiel schwanger werden möchten.

Das Kurvenblatt

Nun wird es Zeit, Ihnen das Kurvenblatt (Zyklusblatt), auf dem Sie Ihre Messungen und Beobachtungen eintragen, genauer vorzustellen (Abbildung 4). Sie können ähnliche Kurvenblätter auch in der Apotheke kaufen, Sie finden sie als Beilage zu Zyklusthermometern oder Sie können Zyklusblätter bei den Malteser Werken (Adresse im Anhang) anfordern. Alle diese Kurvenblätter sind etwas unterschiedlich aufgebaut, es werden verschiedene Symbole vorgeschlagen, einige haben mehr, andere weniger Rubriken für die verschiedenen Eintragungen. Wenn Sie die Grundzüge der natürlichen Verhütung verstanden haben, wird es Ihnen aber nicht schwer fallen, auch mit unterschiedlichen Kurvenblättern zurechtzukommen. Am einfachsten wird es aber sicher sein, wenn Sie das auf der folgenden Seite abgebildete Zyklusblatt verwenden (Sie finden es zum Kopieren noch einmal auf Seite 97 – stellen Sie gegebenenfalls die Vergrößerungsfunktion ein), denn die Anleitungen in diesem Buch beziehen sich speziell auf dieses Kurvenblatt.

Schauen Sie sich das Kurvenblatt zunächst in Ruhe an. Bevor Sie mit Ihren Eintragungen beginnen, notieren Sie oben links den Monat und das Jahr sowie die fortlaufende Zyklusnummer, bei Ihrem ersten Zyklusblatt also Zyklus Nr. 1. Auf die Rubriken „Kürzester bisheriger Zyklus“ und „Bisheriger frühester Temperaturanstieg“ kommen wir später noch zurück, wenn Sie die Rechenregeln zur Berechnung der unfruchtbaren Tage vor dem Eisprung kennen lernen (Seite 56). In der Zeile „Datum“ tragen Sie das Kalenderdatum, in der Zeile „Uhrzeit“ den Zeitpunkt der Temperaturmessung ein. Sobald Sie morgens nach dem Aufwachen Ihre Temperatur gemessen haben, machen Sie am jeweiligen Tag beim entsprechenden Temperaturwert einen Punkt. Die Punkte werden untereinander mit einer Linie verbunden. Das ergibt die Temperaturkurve. Es fällt Ihnen vielleicht auf, dass relativ niedrige Temperaturwerte vorgesehen sind (bis 36,0 °C). Bei den meisten Frauen liegt die Temperatur deutlich unter 37 °C.

In der Rubrik „Schleim/Blutung“ tragen Sie zunächst ein B an jedem Tag Ihrer Menstruation ein. Wie Sie die verschiedenen Schleimqualitäten dokumentieren können, wird später noch genau erklärt (Seite 48).

Monat und Jahr ______________ Zyklus-Nr. _____

Kürzester bisheriger Zyklus _____ Tage Bisheriger frühester Temperaturanstieg: Tag _____

Minus 20 = _____ Minus 8 = _____

Zyklustag		1	2	3	4	5	6	7	8	9	10	11	12	13	14	15	16	17	18	19	20	21	22	23	24	25	26	27	28	29	30	31	32	33	34	35	36	37	38	39	40	
Uhrzeit																																										
Datum																																										
Temperatur	37,5																																									37,5
	37,4																																									37,4
	37,3																																									37,3
	37,2																																									37,2
	37,1																																									37,1
	37,0																																									37,0
	36,9																																									36,9
	36,8																																									36,8
	36,7																																									36,7
	36,6																																									36,6
	36,5																																									36,5
	36,4																																									36,4
	36,3																																									36,3
	36,2																																									36,2
	36,1																																									36,1
	36,0																																									36,0
Schleim/Blutung																																										
Muttermund Zervix																																										
Bemerkungen																																										

Abbildung 4

In der Zeile „Muttermund/Zervix“ machen Sie nur Eintragungen, wenn Sie Ihre Zervix regelmäßig tasten. Ein geschlossener Muttermund wird mit einem ausgefüllten Kreis (●) gekennzeichnet, ein offener Muttermund wird mit einem einfachen Kreis (○) dargestellt. Für eine weiche, hochstehende Zervix tragen Sie ein W ein, für eine feste und tief stehende Zervix ein F.

Unter Bemerkungen tragen Sie Besonderheiten ein, zum Beispiel wenn Sie sich krank fühlen, wenn Sie besonders spät ins Bett gegangen sind oder wenn Sie Nachtdienst hatten.

Rechts unten auf dem Zyklusblatt ist dann noch Platz für Ihre persönlichen Notizen im Zusammenhang mit Ihrem Zyklus oder Ihrer Verhütung.

Wann können Sie anfangen? Sie können sofort mit Ihren Aufzeichnungen starten oder erst mit Beginn des nächsten Zyklus, also am ersten Tag der Regel. Doch gleichgültig, wann Sie anfangen – bedenken Sie auf jeden Fall: Sie haben noch keine Grundlage zur sicheren Beurteilung Ihres Zyklus. Gehen Sie also vom ersten Tag an davon aus, dass Sie schwanger werden könnten, bis alle Körperzeichen sicher Unfruchtbarkeit signalisieren. In den ersten beiden Zyklen ist Ihr wichtigster Anhaltspunkt die Körpertemperatur; die Interpretation der anderen Körperzeichen (Schleimbeobachtung und Zervixbeschaffenheit) fällt Ihnen zunächst vielleicht noch nicht so leicht.

Das Messen der Temperatur

Im Prinzip können Sie jedes handelsübliche Fieberthermometer benutzen. Am besten sind Digitalthermometer, da die Messung damit nur 1 bis 2 Minuten dauert. Es gibt auch spezielle Zyklusthermometer, die die Temperatur nicht als absoluten Wert, sondern als Abweichung nach oben oder unten von einer „Nullinie“ bei 36,9 °C angeben. Es ist Geschmackssache, ob man ein solches Thermometer praktischer findet. Die neuen Ohrthermometer, die vor allem zum blitzschnellen Fiebermessen bei Kindern propagiert werden, messen möglicherweise nicht genau genug für die feinen Temperaturunterschiede, auf die es bei der Temperaturmessung zur Verhütung ankommt. Die Batterie sollte man nach einem Jahr auswechseln, auch wenn der Hersteller eine längere Lebensdauer der Batterie angibt. Es ist nicht ganz klar, wie die Messgenauigkeit bei nachlassender Batterieleistung beeinträchtigt wird.

Die Temperatur kann oral (unter der Zunge bei geschlossenem Mund), vaginal (in der Scheide) oder rektal (im After) gemessen werden. Es spielt keine Rolle, welche Methode Sie anwenden. Wichtig ist nur, dass Sie die einmal gewählte Methode den ganzen Zyklus hindurch beibehalten, denn die Temperaturen weichen je nach Ort des Messens voneinander ab.

Beachten Sie bitte beim Messen der Körpertemperatur einige Grundregeln:

- Messen Sie die Temperatur unmittelbar nach dem Aufwachen am Morgen. Dies ist die so genannte Basaltemperatur in Ruhe. Ideal ist es, wenn die Temperatur immer ungefähr zur gleichen Tageszeit gemessen wird (mit einem Spielraum von etwa einer Stunde).
- Wenn Sie im Schichtdienst arbeiten, mal früh und mal spät aufstehen oder tagsüber schlafen, kann es schwierig sein, eine eindeutige Temperaturkurve zu bekommen. Das liegt daran, dass die Körpertemperatur nachmittags und abends höher ist als morgens.
- Wenn es irgendwelche Abweichungen von Ihrer täglichen Routine gibt, die „Ausreißer" der Temperatur-Messwerte bewirken, sollten Sie dies im Kurvenblatt unter der Rubrik Bemerkungen eintragen. Dazu gehören zum Beispiel spätes Aufstehen am Wochenende, reichlicher Alkoholgenuss am Vorabend, gestörte Nachtruhe, Nachtdienste oder Krankheitsgefühl. Messen sollten Sie die Aufwachtemperatur aber auf jeden Fall. Es ist besser, überhaupt einen Messwert zu haben als gar keinen.

Die Auswertung der Temperaturkurve

Wenn Sie täglich Ihre Aufwachtemperatur messen und den Wert in das Kurvenblatt eintragen, werden Sie zunächst unsicher sein, wie das natürliche Auf und Ab der Temperaturkurve zu bewerten ist. Welcher Temperaturanstieg ist denn nun derjenige, der anzeigt, dass der Eisprung bereits stattgefunden hat? In vielen Fällen ist die Temperaturkurve nämlich leider nicht so eindeutig wie in Abbildung 1 (Seite 15).

Oft sehen die Kurven eher so wie in Abbildung 5 aus. Wer wenig Übung hat und die gleich folgenden Regeln für die Temperaturauswertung nicht kennt, bekommt mit diesem Kurvenverlauf sicher Interpretationsprobleme. Steigt die Temperatur schon am 15. Zyklustag deutlich genug an, oder ist dieser Temperaturanstieg reiner Zufall und hat nichts zu bedeuten? Oder findet der Anstieg erst am 18. Tag statt? Oder vielleicht auch erst am 24. Tag?

Dieses Problem lässt sich nur mit eindeutigen Regeln für die Auswertung lösen. Es ist daher im Lauf der Jahre viel Forschungsarbeit investiert worden, um die grundlegende Frage zu klären: Was ist ein *signifikanter* Temperaturanstieg, also ein Temperaturanstieg, der nicht zufällig ist, sondern mit Sicherheit den Beginn der unfruchtbaren Zyklusphase anzeigt? Dazu gibt es folgende Regel:

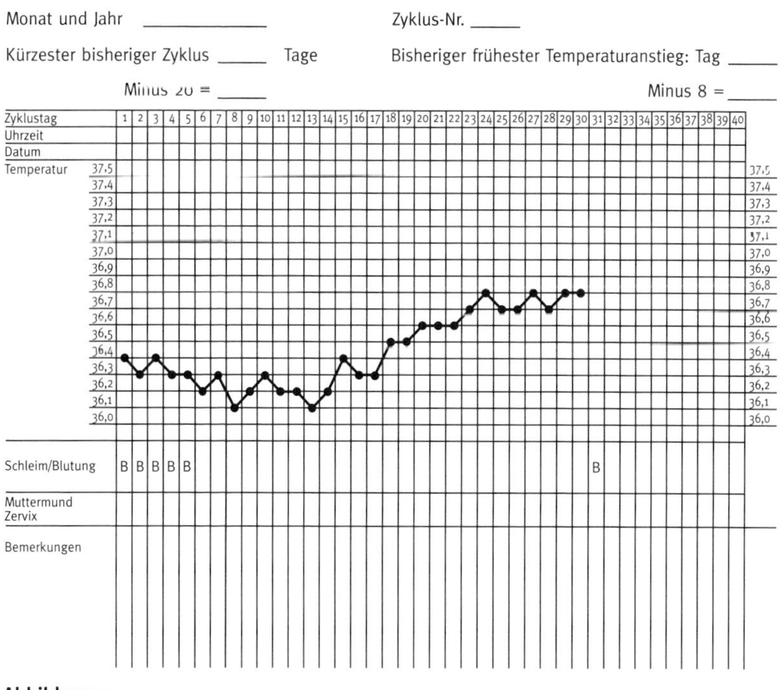

Abbildung 5

REGEL

Der Temperaturanstieg beginnt an dem Tag, an dem die Temperatur erstmals höher ist als die Temperatur der 6 vorhergehenden (aufeinander folgenden) Tage. Ein signifikanter Temperaturanstieg liegt vor, wenn an 3 aufeinander folgenden Tagen Temperaturen gemessen werden, die höher liegen als die höchste **Temperatur der 6 Tage vor dem Temperaturanstieg. Die Temperatur am 3. Tag mit erhöhten Werten muss mindestens 0,2 °C höher sein als der höchste der 6 tiefen Werte. Die unfruchtbare Zeit beginnt am Abend des 3. Tages in Folge mit erhöhter Temperatur.**

Wenn man diese Regel Schritt für Schritt anwendet, wird dieselbe Temperaturkurve plötzlich ganz eindeutig (Abbildung 6).

Lassen Sie uns der Reihe nach vorgehen. Zunächst müssen Sie also den ersten Tag finden, an dem die Temperatur höher ist als an 6 vorhergehenden, aufeinander folgenden Tagen. Auf den ersten Blick sieht es so aus, als wäre dies der Wert am 15. Zyklustag, denn er ist höher als alle sechs vorhergehenden Messwerte. Doch dann zeigt sich bei weiterer Betrachtung, dass der Wert am 16. und 17. Zyklustag wieder niedriger ist.

Sehen Sie sich nun den nächsten Kandidaten für einen signifikanten Temperaturanstieg an, den 18. Tag. Hier sind alle Kriterien erfüllt:

- Die Temperatur am 18. Zyklustag ist höher als an den 6 vorhergehenden Tagen.
- Am 19. Zyklustag ist die Temperatur ebenfalls höher (2. Tag des Temperaturanstiegs).
- Am 20. Zyklustag ist die Temperatur 0,2 °C höher als der höchste der sechs tiefen Werte (dessen Temperaturniveau wird mit dem dicken Strich markiert).

Die sicher unfruchtbare Phase nach dem Eisprung beginnt in diesem Beispiel also am Abend des 20. Zyklustages.

Bei einem ganz allmählichen Anstieg der Temperatur kann es schwierig sein, den genauen Tag des Temperaturanstiegs festzulegen. In so einem Fall richtet man sich einfach danach, ab wann die Temperatur oben *bleibt.*

Das ist dann der Fall, wenn an 3 aufeinander folgenden Tagen die Messwerte höher sind als an 6 aufeinander folgenden Tagen davor (maßgeblich ist hierbei der höchste der 6 tiefen Messwerte, nicht etwa die Durchschnittstemperatur).

Die Regel zur Festlegung eines signifikanten Temperaturanstiegs wird etwas unterschiedlich gehandhabt. Während manche Wissenschaftler gefordert haben, dass alle drei höheren Werte mindestens 0,2 °C über den tiefen Werten liegen (das ist bei einigen Frauen allerdings nie der Fall), fordern andere, dass nur der 3. Wert 0,2 °C höher liegen muss.

Wieder andere geben sich damit zufrieden, dass die Temperatur überhaupt höher ist, sie fordern also kein Minimum für den Temperaturanstieg. Allerdings wird in diesem Fall eines sehr geringen Temperaturanstiegs noch ein 4. Tag mit höherer Temperatur als Sicherheit angehängt. In

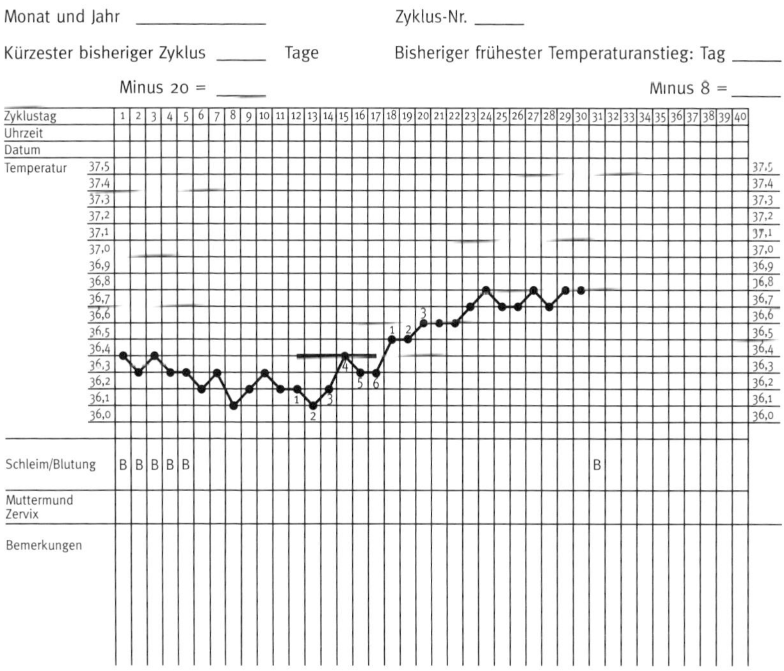

Abbildung 6

dem in Abbildung 7 gezeigten Beispiel etwa beginnt die sicher unfruchtbare Phase wegen des 4. „Sicherheitstages“ am Abend des 17. Zyklustages.

Soweit man das heute überblicken kann, spielen diese unterschiedlichen Betrachtungsweisen keine Rolle für die Sicherheit der Methode. In einem sind sich aber alle einig: Fällt nach dem Temperaturanstieg ein Wert wieder unter oder auf den höchsten der sechs tiefen Werte, darf er nicht mitgezählt werden. Das heißt, man muss einen weiteren Tag mit erhöhter Temperatur anhängen (Abbildung 8). Dieser muss dann allerdings 0,2 °C höher sein als der höchste der sechs tiefen Werte. In unserem Beispiel der Abbildung 8 erfüllt der vierte Wert der erhöhten Temperatur am 17. Zyklustag diese Bedingung nicht. Man muss daher noch einen weiteren Sicherheitstag anhängen, so dass die unfruchtbare Phase erst am Abend des 18. Zyklustages beginnt.

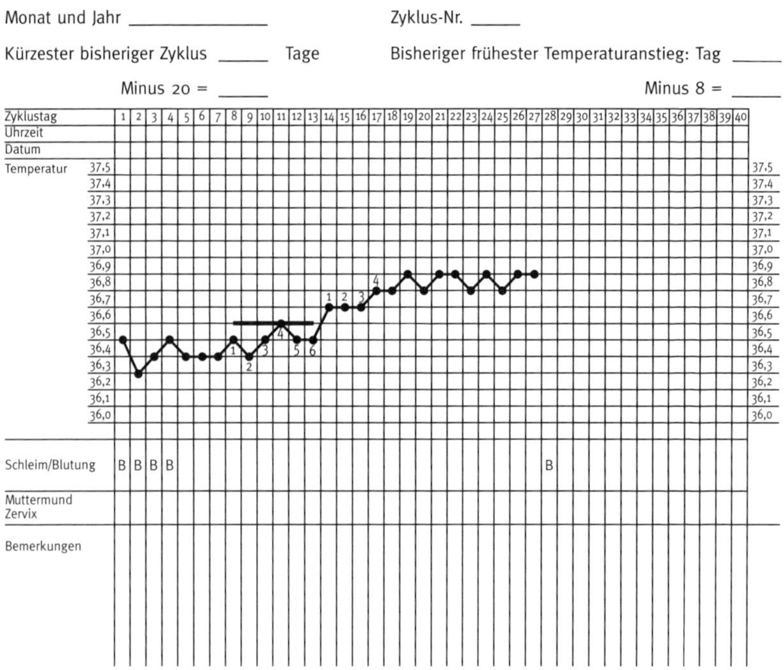

Abbildung 7

Vom Abend des 3. Tages mit erhöhter Temperatur (außer in den genannten Ausnahmefällen) können Sie sich bis zum 5. Tag des darauf folgenden Zyklus als nicht empfängnisbereit betrachten, es sei denn, Sie hatten jemals einen Zyklus, der kürzer als 25 Tage war. Wenn so kurze Zyklen bei Ihnen vorgekommen sind, müssen Sie zunächst sicherheitshalber schon ab dem 1. Tag des neuen Zyklus von einer möglichen Empfängnisfähigkeit ausgehen.

Ist jede Blutung der Beginn eines neuen Zyklus?

Nein. *Nur eine Blutung nach einem signifikanten Temperaturanstieg ist eine echte Menstruationsblutung.* Sollten Sie eine Zwischenblutung haben, ohne dass ein signifikanter Temperaturanstieg vorausgegangen ist, dürfen Sie keinesfalls annehmen, damit habe ein neuer Zyklus angefangen,

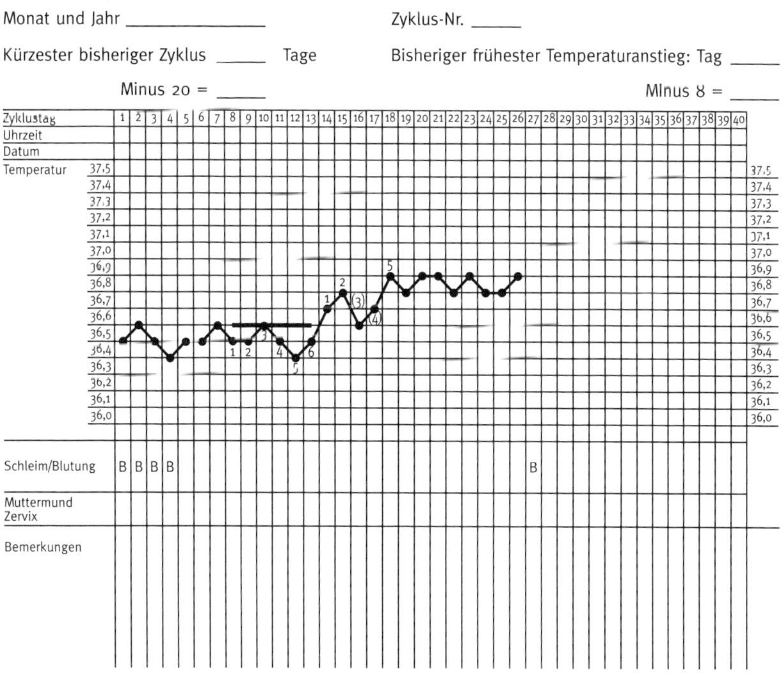

Abbildung 8

dessen erste Tage unfruchtbar sind. Vermerken Sie die Zwischenblutung in Ihrem Kurvenblatt unter Bemerkungen. Messen Sie weiter Temperatur und warten Sie, bis ein signifikanter Temperaturanstieg erfolgt. Erst danach können Sie davon ausgehen, dass Sie nicht schwanger werden können.

Muss man wirklich jeden Tag Temperatur messen?

Im Lauf der Zeit wird das tägliche Messen der Aufwachtemperatur vielen Frauen lästig. Sie sollten die täglichen Messungen aber mindestens ein halbes Jahr, besser noch ein Jahr lang durchhalten. Damit haben Sie einen sehr aufschlussreichen Überblick über Ihr Zyklusgeschehen. Wenn sich abzeichnet, dass Ihre Zyklen stabil und mindestens 27 Tage lang sind und kaum Überraschungen zu erwarten sind, können Sie das

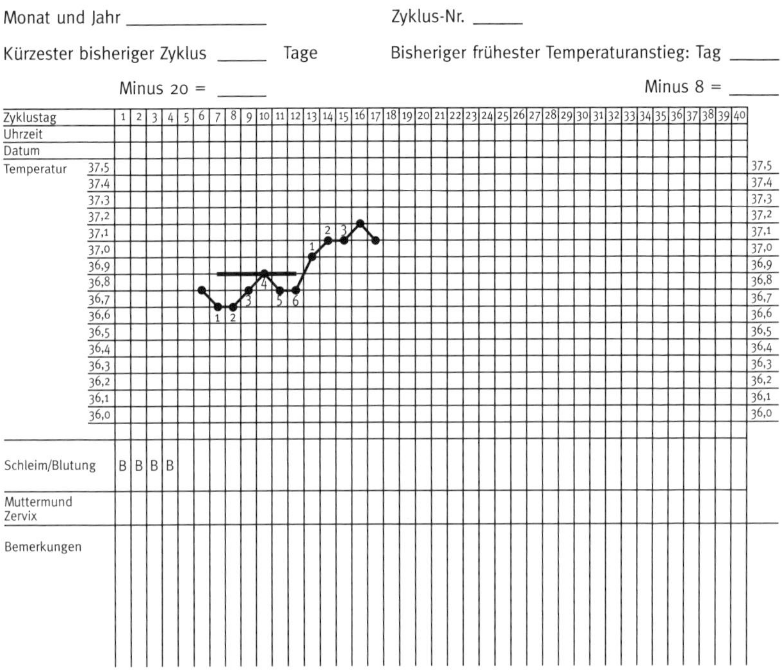

Abbildung 9

Messen etwas gelassener angehen. Dann können Sie zum Beispiel an den ersten 5 Tagen des Zyklus das Messen ausfallen lassen oder mit den Messungen erst beginnen, wenn Sie die erste Schleimbildung beobachten. Kontrollieren Sie die Temperatur dann so lange, bis der signifikante Temperaturanstieg mit Sicherheit hinter Ihnen liegt. Danach sind die Messungen wieder entbehrlich (Abbildung 9). Im Beispiel der Abbildung 9 wurde erst am sechsten Tag mit den Messungen begonnen. Die Temperaturkurve zeigt zweifelsfrei sechs tiefe Temperaturen an sechs aufeinander folgenden Tagen und einen signifikanten Temperaturanstieg beginnend mit dem 13. Zyklustag. Im Grunde hätte man hier schon ab dem 16. Zyklustag auf weitere Messungen verzichten können. Die Frau, von der dieses Zyklusblatt stammt, fühlte sich aber sicherer, nachdem sie noch zwei weitere Tage gemessen hatte.

Wenn Sie Zyklen haben, die kürzer als 27 Tage sind, kann es ein Problem sein, wirklich sechs tiefe Temperaturen an aufeinander folgenden Tagen zu erhalten, wenn Sie erst nach einigen Tagen mit dem Messen beginnen. Dann müssen Sie je nach Länge des Zyklus schon am 1. bis 4. Tag mit den Messungen anfangen.

Was ist, wenn man das Temperaturmessen ab und zu vergisst?

Das ist keine Katastrophe. Ziehen Sie die Temperaturkurve an dem betreffenden Tag aber nicht durch, sondern unterbrechen Sie die Linie hier, damit Sie später wissen, dass es hier Grenzen der Interpretation gibt.

Wenn Sie das Messen an mehreren Tagen vergessen haben, sollten Sie nur dann Schlussfolgerungen über die Empfängnisbereitschaft ziehen, wenn Sie komplette Aufzeichnungen über mindestens sechs Zyklen haben. Wenn diese stabil und leicht interpretierbar verlaufen sind, können Sie die Erfahrungen aus diesen Zyklen mit einbeziehen, um die Lücken in Ihrem aktuellen Zyklus gedanklich zu füllen.

Wie soll man starke Schwankungen der Temperatur interpretieren?

„Temperaturausreißer“ nach oben kommen häufig am Wochenende vor, wenn man später ins Bett geht und später aufsteht. Wenn die Messzeit mehr als eine Stunde von der normalen Messzeit abweicht, sollten Sie das unter Bemerkungen eintragen. Allerdings wirken sich solche Zeitabweichungen nicht bei allen Frauen auf den Temperaturverlauf aus. Wenn sich nach einigen Monaten herausstellt, dass Ihre Temperaturkurve dadurch nicht gestört wird, können Sie entsprechende Bemerkungen auch weglassen.

Wer gelegentlich Nachtdienste macht, wird tagsüber schlafen. Wenn Sie in solchen Fällen am Nachmittag nach dem Aufwachen messen, wird Ihre Körpertemperatur auf jeden Fall höher sein als normalerweise. Solche Messwerte dürfen Sie nicht mit berücksichtigen, Sie müssen sie ausklammern, als hätten Sie gar nicht gemessen (Abbildung 10). Auf den ersten Blick sieht die Temperaturkurve in Abbildung 10 ziemlich verwirrend aus. Sie stammt von einer Ärztin, die während der Messperiode zwischen dem 4. und 22. Zyklustag vier Nachtdienste hatte, und

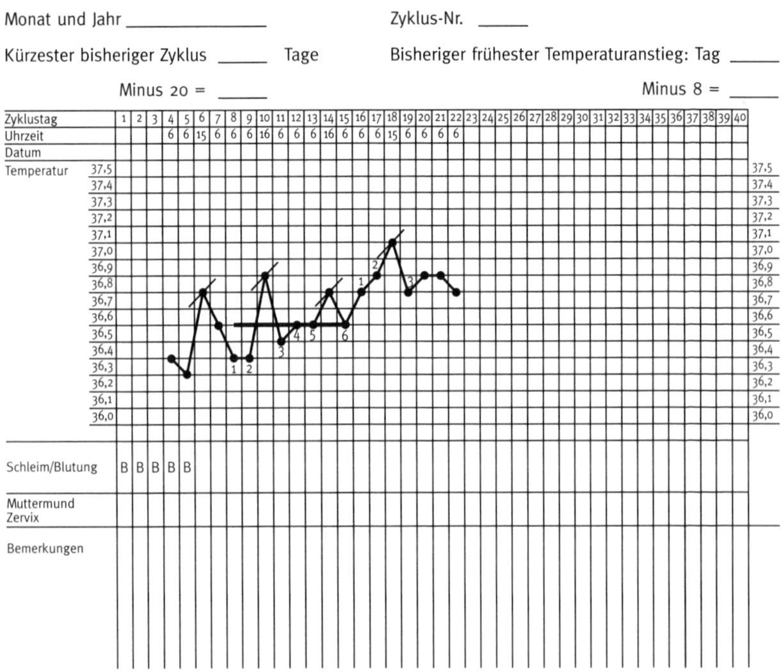

Abbildung 10

zwar am 6., 10., 14. und 18. Zyklustag. Das erkennt man auch daran, dass die Temperatur an diesen Tagen nicht morgens, sondern nachmittags gemessen wurde (siehe Zeile „Uhrzeit"). Die Werte an diesen Tagen werden einfach nicht berücksichtigt und deshalb durchgestrichen. Im Prinzip hätte man sich die Messungen an diesen Tagen also auch sparen können. Nun wird das Bild klarer und die sechs Tage mit tiefen Messwerten sowie die drei Tage mit erhöhten Werten lassen sich eindeutig bestimmen. Das heißt, dass in diesem Zyklus die unfruchtbare Phase am Abend des 19. Zyklustages beginnt.

Wenn Nachtdienst nur hin und wieder vorkommt und man so einzelne nicht verwertbare Messungen bekommt, spielt das meist keine große Rolle, da man trotzdem genügend verwertbare Werte bekommt. Doch bei Schichtarbeit sind möglicherweise entscheidende zusammenhängende Phasen des Zyklus nicht auswertbar. Das beeinträchtigt zwar nicht die Sicherheit der Methode, wenn Sie erst nach einem signifikanten, nach der Regel auf Seite 40 definierten Temperaturanstieg miteinander schlafen. Doch da Sie viele Messwerte ausklammern müssen, kann das schwierig werden und zu unzumutbar langen Abstinenzphasen führen. Für Schichtarbeiterinnen ist die natürliche Verhütung deshalb nicht ideal.

Die Bewertung der Schleimveränderungen

Während der ersten beiden Zyklen ist es für manche Frauen schwierig, die Beschaffenheit des Zervixschleims eindeutig zu beurteilen. Andere Frauen haben damit von Anfang an keine Probleme, und wieder andere brauchen mehrere Zyklen, bis sie sich sicher genug fühlen. Aber schließlich können über 90 Prozent der Frauen mit etwas Übung die Schleimsekretion richtig einschätzen. Zunächst kommt es in erster Linie darauf an, ein neues Körperbewusstsein zu entwickeln und aufgeschlossen für die Signale des Körpers zu sein. Mehrere wissenschaftliche Untersuchungen haben gezeigt, dass Frauen ein sehr gutes Körpergefühl haben. So fällt der Höhepunkt der Schleimbildung (so genannter *peak day*), den die Frauen festlegen, erstaunlich genau mit dem gemessenen LH-Gipfel kurz vor dem Eisprung zusammen. Nach Untersuchungen von Professor Günter Freundl (Universität Düsseldorf) fällt der *peak day* am häufigsten auf den Tag des Eisprungs oder auf den Tag vor dem Eisprung (der Eisprung kann heute mit Hilfe von Ultraschall und Hormonbestimmungen genau festgestellt werden).

Sie haben also allen Grund, Ihren eigenen Beobachtungen zu vertrauen! Auch die Wissenschaftler können mit all ihren Messungen die fruchtbare Zeit nicht viel genauer von der unfruchtbaren Zeit unterscheiden als Sie selber mit einigen einfachen Beobachtungen in Kombination mit der Temperaturmessung.

Achten Sie von nun an jeden Tag darauf, ob sich Ihr Scheideneingang eher trocken, feucht oder sogar nass anfühlt. Die Beurteilung fällt Ihnen leichter, wenn Sie Baumwollunterwäsche tragen. In Synthetikwäsche schwitzt man mehr, so dass die Einordnung eines Gefühls der Feuchtigkeit erschwert sein kann. Machen Sie es sich zur Gewohnheit, ein- bis zweimal täglich beim Gang zur Toilette *vor* dem Wasserlassen den Scheideneingang mit Toilettenpapier abzutupfen. So können Sie erkennen, ob die Scheide eher trocken oder eher feucht ist. Es ist besser, wenn Sie dafür billiges, nicht so saugfähiges Papier benutzen. Das extrem saugfähige Papier schluckt die Feuchtigkeit so schnell, dass die Beurteilung des Schleims schwierig werden kann. Es ist auch möglich, den Feuchtigkeitsgrad in der Scheide durch Tasten mit dem Finger festzustellen.

Wachsende Routine ermöglicht immer genauere Aufzeichnungen! In den ersten beiden Zyklen haben Sie erste Erfahrungen mit der Messung und Interpretation der Körpertemperatur gemacht. Auch die ersten Beobachtungen des Zervixschleims haben Sie schon hinter sich.

Die Beschaffenheit des Zervixschleims wird jeden Tag auf dem Kurvenblatt dokumentiert, um sie in Beziehung zur Temperaturkurve setzen zu können. Im Prinzip ist es unwichtig, ob Sie zur Kennzeichnung der Qualität des Schleims Symbole übernehmen, die in diesem Buch oder von anderen Autoren oder Organisationen vorgeschlagen werden, oder ob Sie Ihre eigenen Abkürzungen erfinden. Hier einige Vorschläge: Sie können Tage, an denen Sie keinen Schleim feststellen, der Scheideneingang sich also trocken anfühlt, mit 0 kennzeichnen oder das entsprechende Feld einfach leer lassen. Wenn sich dann der erste zähe Schleim zeigt (Beschreibung Seite 30), können Sie das mit + oder 1 vermerken. Sobald der Schleim flüssiger und durchsichtiger wird, können Sie ++ oder 2 als Symbol verwenden. Die Schleimqualität, die auf maximale Empfängnisfähigkeit hindeutet (wie rohes Eiweiß, spinnbar), bekommt dann die Kennzeichnung +++ oder 3. Eine andere Möglichkeit wäre die Verwendung von Kreuzchen in verschiedenen Farben, also zum Beispiel grün („ungefährlich“) = 0, gelb =+, orange =++, rot („gefährlich“) =+++.

Noch etwas ist wichtig für Ihre Eintragungen: Wenn Sie sich nicht entscheiden können, ob der Schleim nun die Beschaffenheit + oder ++ hat, nehmen Sie immer die mehr auf Fruchtbarkeit deutende Schleimbeschaffenheit an, in diesem Fall also ++. Das gilt auch, wenn Sie morgens keinen Schleim festgestellt haben, abends aber schon. Dann tragen Sie für den ganzen Tag + ein. In diesem Buch wird die Schleimsekretion in den Zyklusblättern mit +, ++ oder +++ bezeichnet.

In den ersten Zyklen, in denen Sie die Schleimbeobachtung dokumentieren, fühlen Sie sich möglicherweise manchmal noch unsicher. Befolgen Sie zunächst die Faustregel, dass Sie an jedem Tag, an dem Sie überhaupt Schleim beobachten, schwanger werden könnten – es sei denn, Sie haben zweifelsfrei einen dreitägigen postovulatorischen Temperaturanstieg (Temperaturanstieg nach dem Eisprung) festgestellt. Allerdings: wenn Sie einen Temperaturanstieg haben und trotzdem jede Menge eiweißartigen Schleim beobachten, dann stimmt etwas nicht. Sie erinnern sich: Im Zweifel nehmen Sie immer an, dass Sie schwanger werden könnten.

Für die Phase nach der Menstruation gilt: Eine Empfängnis ist unwahrscheinlich am Abend jedes Tages, an dem der Scheideneingang trocken war.

SYMBOLE FÜR DIE BESCHREIBUNG DES SCHLEIMS

Schleimbeschaffenheit	**Symbol im Zyklusblatt**
kein Schleim	leeres Feld, 0 oder grünes Kreuzchen
zäh, klumpig, gelblich	+ oder 1 oder gelbes Kreuzchen
weißlich, milchig, cremig	++ oder 2 oder oranges Kreuzchen
wie rohes Eiweiß, spinnbar	+++ oder 3 oder rotes Kreuzchen

Wenn man ganz sicher gehen möchte, sollte man die doppelte Kontrolle (double check) anwenden. Das bedeutet, dass es zur Feststellung der sicher unfruchtbaren postovulatorischen Phase (nach dem Eisprung) nicht ausreicht, an drei aufeinander folgenden Tagen eine erhöhte Temperatur gemessen zu haben. Vielmehr muss *zusätzlich* die Bedingung erfüllt sein, dass nach dem Schleimhöhepunkt, der im Kurvenblatt mit einem Sternchen gekennzeichnet wird (✱), drei Tage lang kein oder deutlich weniger Schleim beobachtet wurde. Wie schon erwähnt, ist oft nach dem *peak day* ein deutlicher Rückgang der Schleimbildung von einem Tag auf den anderen erkennbar. Dadurch wird es möglich, den Höhepunkt der Schleimsekretion im Rückblick sicher zu bestimmen. Am Abend des 3. Tages nach diesem „Schleimumschwung" ist keine Empfängnis mehr möglich.

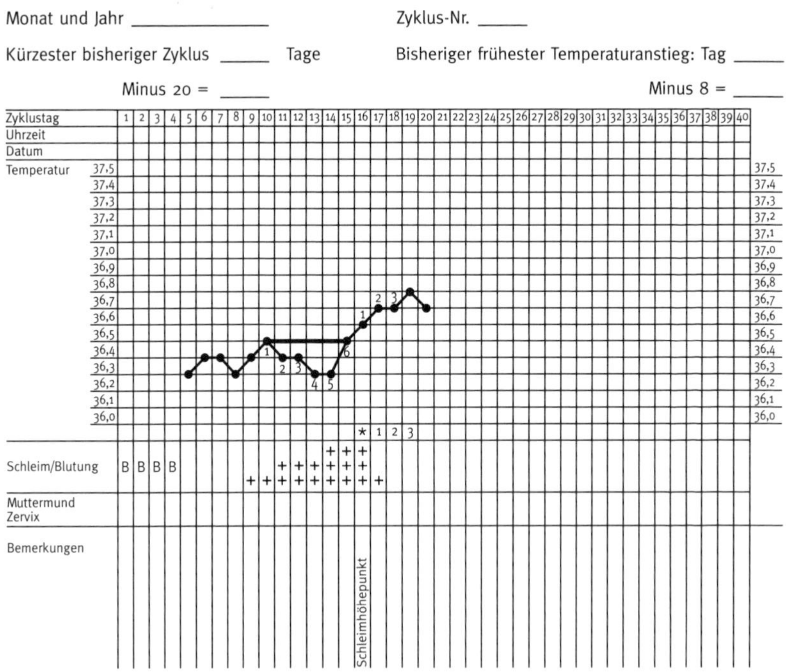

Abbildung 11

Meistens treffen diese beiden Bedingungen zeitlich annähernd zusammen. Wenn sie das nicht tun, muss man warten, bis *beide* Kriterien erfüllt sind. Abbildung 11 zeigt ein solches Beispiel. In diesem Zyklus setzt die Schleimsekretion am 9. Zyklustag ein. Der Schleim wird immer mehr, bis am 14. bis 16. Tag spinnbarer, eiweißartiger Schleim auftritt. Am 17. Zyklustag ist die Schleimproduktion so deutlich zurückgegangen, dass der 16. Tag als Höhepunkt der Schleimproduktion angesehen werden kann.

Nach den Regeln der doppelten Kontrolle muss man nach dem Schleimhöhepunkt noch drei Tage (und zwar bis zum Abend) abwarten, bis man von einer sicher unfruchtbaren Phase ausgehen kann. Wenn man sich in diesem Fall ausschließlich nach der Temperaturmessung gerichtet hätte, wäre der Beginn der unfruchtbaren Phase einen Tag früher gewesen. Man sieht an diesem Beispiel, dass die doppelte Kontrolle ein weiterer Sicherheitsfaktor ist, weil dadurch eine längere fruchtbare Phase ermittelt wird.

Wann kann es schwierig sein, den Schleim zu bewerten?

Manche Frauen haben eine vermehrte Scheidensekretion (Ausfluss). Diese kann mit Zervixschleim verwechselt werden. Es gibt viele mögliche Ursachen für Ausfluss, die vom Frauenarzt geklärt und behandelt werden sollten. Häufig liegen Infekte, zum Beispiel Pilzinfektionen, zugrunde. Bei akut auftretendem Ausfluss sollte man immer gleich zum Arzt gehen. Auch nach der Einnahme von Antibiotika wird oft eine veränderte Scheidensekretion beobachtet. Das liegt daran, dass Antibiotika auch die nützlichen Bakterien in der Scheide abtöten, die die so genannte Scheidenflora bilden. Diese sorgt für ein gesundes Scheidenmilieu, in dem sich krank machende Bakterien und Pilze nicht vermehren können. Die Zerstörung der Scheidenflora begünstigt Infekte, die zu Ausfluss führen.

Bei starkem Ausfluss ist die Bewertung des Zervixschleims oft unmöglich.

Allerdings haben manche Frauen auch chronischen Ausfluss, der ihnen bisher gar nicht bewusst war. An diese Möglichkeit sollten Sie denken, wenn Sie nach der Menstruation nie ein trockenes Gefühl am

Scheideneingang haben bzw. wenn der Schleim im Laufe des Zyklus eigentlich immer gleich bleibt.

Ein anderer Störfaktor in der Beurteilung des Zervixschleims ist die Anwendung von spermienabtötenden Zäpfchen oder Cremes zur Verhütung während der fruchtbaren Tage des Zyklus. Nach der Verwendung solcher Mittel können auch am nächsten Tag noch flüssige Reste aus der Scheide fließen, die möglicherweise fälschlich für eine verstärkte Schleimproduktion gehalten werden. Auch kommt es manchmal zu Unverträglichkeitsreaktionen durch die in den Verhütungszäpfchen oder -cremes enthaltenen Chemikalien. Das kann wiederum zu vermehrtem Ausfluss führen. Dasselbe gilt auch bei Verwendung eines Scheidendiaphragmas, dessen Ränder mit spermienabtötenden Substanzen bestrichen werden.

Ein weiterer „Störfaktor" sind Spermareste in der Scheide, wenn man miteinander geschlafen hat. Es kann dann schwierig sein, zu entscheiden, ob die Feuchtigkeit von der einsetzenden Schleimsekretion oder vom Sperma herrührt. Wenn Sie im Zweifel sind, wählen Sie den sicheren Weg und gehen Sie schlicht und einfach davon aus, dass es sich um Zervixschleim handelt.

Was ist, wenn man in keiner Zyklusphase eine nennenswerte Schleimproduktion feststellt?

Es gibt Frauen, die relativ wenig Zervixschleim bilden und die zum Beispiel nie einen +++-Schleim feststellen. Wenn Sie zu dieser Gruppe gehören, sollten Sie vor allem auf den Umschwung, also das Ende der Schleimproduktion achten. Damit können Sie im Rückblick auf den Schleimhöhepunkt schließen: Dies ist der Tag vor dem Aufhören oder deutlichen Geringerwerden der Schleimsekretion.

Wenn Sie gar keine verwertbaren Schleimzeichen feststellen, Ihnen also keine nennenswerten Unterschiede in der Feuchtigkeit des Scheideneingangs auffallen, müssen Sie sich in erster Linie auf die Temperaturkurve verlassen. In diesem Fall kann für Sie die Selbstuntersuchung, also das Tasten der Zervix, eine wertvolle Ergänzung zur Eingrenzung der fruchtbaren Phase sein. Diese Methode wird gleich noch genauer erklärt.

Selbstuntersuchung der Zervix

Die zusätzliche Beurteilung von Lage und Festigkeit der Zervix und der Öffnung des Muttermundes (Portio) ist für viele Frauen entbehrlich. Nicht selten finden Frauen auch die Vorstellung, täglich ihren Muttermund zu tasten, unangenehm. Allein mit der Temperaturkurve und der Beobachtung des Schleims erzielen die meisten Paare eine sehr große Sicherheit. Doch für Frauen, die entweder eine sehr geringe Schleimproduktion haben oder unter ständigem Ausfluss leiden, ist die Zervixuntersuchung eine Möglichkeit der doppelten Kontrolle.

Gerade das Tasten der Zervix ist besser unter der Anleitung einer erfahrenen Beraterin für natürliche Familienplanung (siehe Adressenanhang) als aus einem Buch zu lernen. Diese Beraterinnen (und Berater) sind Frauen und Männer, die selbst nach der symptothermalen Methode verhüten. Sie sind gut ausgebildet (etwa ein Jahr lang) und haben eine Prüfung erfolgreich abgeschlossen. Sie unterrichten nach einem Konzept der Arbeitsgruppe NFP, zum Beispiel in Familienbildungsstätten, konfessionellen Einrichtungen oder an Volkshochschulen. Ein großer Vorteil liegt in der persönlichen Beratung am Wohnort und in der Unterstützung bei auftretenden Problemen und Unklarheiten bei der Interpretation der Temperaturkurve.

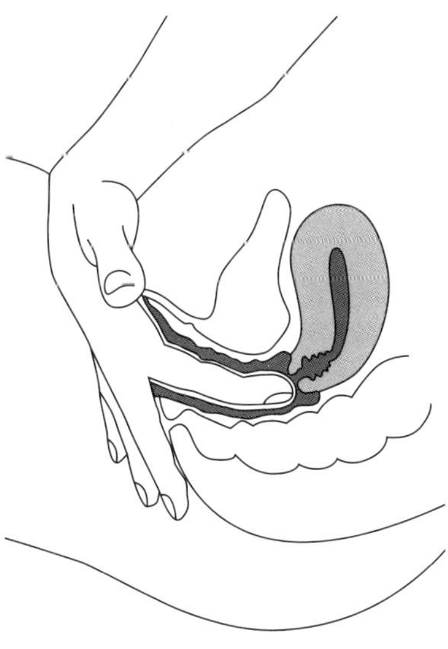

Abbildung 12

Bevor Sie versuchen, Ihre Zervix zu tasten, sollten Ihre Hände sauber und Ihre Fingernägel kurz geschnitten sein. Außerdem sollten Sie warten, bis Ihr Darm entleert ist, denn ein voller Darm kann die Bewertung des Tasteindrucks erschweren. Am leichtesten kann man die Zervix tasten, wenn man ein Bein auf die Toilette oder den Badewannenrand stellt und dann den Zeige- und/oder Mittelfinger wie beim Einführen eines Tampons in die Scheide vorschiebt (Abbildung 12). Beim Tasten konzentriert man sich auf drei Kriterien:

1. Wie hoch oder tief steht der Muttermund?
2. Fühlt die Zervix sich fest oder weich an?
3. Ist der Muttermund offen oder geschlossen?

Den Unterschied zwischen einer hoch und einer tief stehenden Zervix können Sie für Ihren individuellen Körperbau erst im Lauf der Zeit herausfinden. Eine feste Zervix hat ungefähr eine Festigkeit wie Ihre Nasenspitze, eine weiche Zervix fühlt sich eher wie Ihre Lippen an. Bei einem offenen Muttermund fühlen Sie eine kleine Öffnung, in die Sie Ihre Fingerspitze legen können.

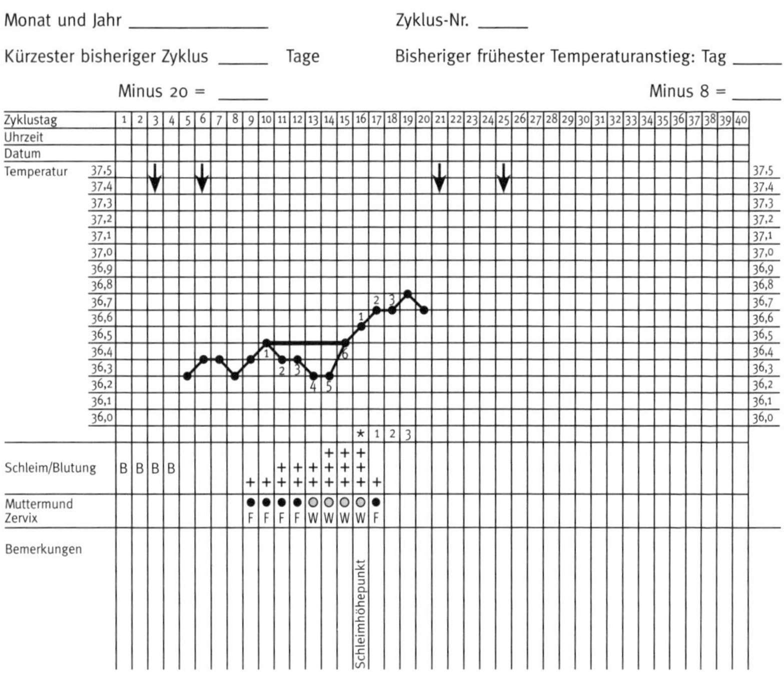

Abbildung 13

Den Tastbefund der Zervix und des Muttermundes können Sie in Ihrem Kurvenblatt festhalten. Die Tage, an denen der Muttermund offen ist, bezeichnen Sie in der entsprechenden Zeile mit ○, ein geschlossener Muttermund wird mit ● bezeichnet. Eine tief stehende, feste Zervix erhält ein F, eine hohe, weiche Zervix ein W.

Ihre Aufzeichnungen im Zyklusblatt werden nun also immer umfassender (Abbildung 13). Der Vollständigkeit halber sollten Sie aber auch noch in Ihrem Zyklusblatt eintragen, wann Sie Geschlechtsverkehr hatten. Das können Sie entweder unter Bemerkungen tun oder den jeweiligen Tag mit einem Pfeil markieren, wie in dieser Abbildung.

Wie Sie sehen, passen die Temperaturkurven, die Schleimbeobachtung und die Tastbefunde an der Zervix sehr gut zusammen. Sie haben damit eine große Sicherheit, um den Beginn der postovulatorischen unfruchtbaren Phase (nach dem Eisprung) zuverlässig zu erkennen.

Doch nun stellt sich das nächste Problem: Ab wann heißt es, *vor* dem Eisprung vorsichtig zu sein?

Das Problem der fruchtbaren Tage vor dem Eisprung

Die Bestimmung der unfruchtbaren Phase nach dem Eisprung gelingt meist eindeutig. Doch was ist mit den Tagen der Menstruation bzw. den ersten Zyklustagen? Hier liegt eine gewisse Unsicherheit, da man ja nie mit absoluter Gewissheit im Voraus wissen kann, wann im aktuellen Zyklus der Eisprung stattfinden wird. Besonders bei Frauen mit kurzen Zyklen, bei denen ja die präovulatorische Phase verkürzt ist, kann es angesichts der durchschnittlich zwei- bis viertägigen Überlebensdauer der Spermien schon kurz nach der Menstruation gefährlich werden.

Den Beginn der fruchtbaren Phase festzulegen ist immer schwieriger als das Ende. Denn die Zeichen, die zeigen, dass der Eisprung bereits stattgefunden hat (deutliche Veränderungen des Zervixschleims, Temperaturanstieg), sind nun einmal eindeutiger als die Zeichen, die auf einen *bevorstehenden* Eisprung hinweisen. Man ist auf eine genaue Beobachtung des Schleims angewiesen, und die Übergänge in der Schleimsekretion sind vor dem Eisprung allmählicher als danach. Doch als alleiniges Zeichen ist die Schleimbeobachtung zu unsicher, denn bei einigen Frauen setzt die erkennbare Schleimsekretion schon relativ früh im Zyklus ein, bei anderen erst kurz vor dem Eisprung. Wenn man davon ausgeht, dass man an jedem Tag mit Schleimbildung schwanger werden kann, muss die erste Gruppe dann eine relativ lange Abstinenzphase in Kauf nehmen. Angesichts der durchschnittlichen Lebensdauer der Spermien (2 bis 4 Tage) kann es aber bei einer Frau, deren Schleimsekretion erst 3 Tage vor dem Eisprung einsetzt, kritisch werden, wenn sie 4 Tage vor dem Eisprung mit ihrem Partner schläft. (Dies ist der Schwachpunkt der so genannten Billings-Methode der natürlichen Familienplanung, Seite 82. Hier geht man generell davon aus, dass erst ab der Beobachtung von Schleim am Scheideneingang eine Empfängnis möglich sei.)

Die Temperaturkurve hilft in der Zyklusphase vor dem Eisprung auch nicht weiter. Deshalb muss man neben der Schleimbeobachtung auf ein zweites Kriterium zurückgreifen, und das ist die Anwendung verschiedener Rechenregeln. Diese basieren, solange Sie noch nicht genügend eigene Zyklusdaten gesammelt haben, auf den bekannten, relativ konstanten Abständen zwischen Eisprung und darauf folgender Menstruation (es handelt sich also um eine Art Kombination mit der Kalendermethode). Je mehr Zyklusaufzeichnungen man dann im Lauf der Monate hat, desto differenzierter kann man individuelle Rechenregeln anwenden, die eine weitere Verkürzung der abstinenten Phase ermöglichen.

Erste Rechenregel (5-Tage-Regel)

Wenn Sie mit der symptothermalen Methode anfangen und bisher nicht über Ihren Zyklus Buch geführt haben, können Sie bei normal langem Zyklus (kürzester bisheriger Zyklus mindestens 25 Tage) die ersten 5 Zyklustage als unfruchtbar betrachten. Diese Regel wurde von der Weltgesundheitsorganisation (WHO) weltweit etabliert. Aus Sicherheitsgründen, da ja noch keine Zyklusaufzeichnungen vorliegen, ist der als unfruchtbar geltende Zeitraum recht kurz gefasst. Viele Frauen haben die Möglichkeit, diese Phase, in der Geschlechtsverkehr erlaubt ist, weiter auszuweiten, wenn sie Zyklusaufzeichnungen haben. Sie können dann von Anfang an die zweite Regel anwenden.

Zweite Rechenregel (Minus-20-Regel)
Wenn Sie schon vor Beginn der natürlichen Verhütung mindestens 12 Monate lang einen Menstruationskalender geführt haben, also zum Beispiel in Ihrem Terminkalender jeweils den 1. Tag der Regel vermerkt haben, können Sie gleich etwas individueller einsteigen. Rechnen Sie zunächst die Länge der Zyklen in den letzten 12 Monaten aus. Nehmen Sie dann den kürzesten Zyklus als Grundlage (zum Beispiel 27 Tage) und ziehen Sie von diesem Zyklus 20 Tage ab. Das bedeutet in diesem Fall, dass die ersten 7 Zyklustage als unfruchtbar gelten können. Allerdings sollten Sie immer zusätzlich auf die Schleimbildung achten, denn solche Rechenexempel basieren ja immer auf der Grundlage *vergangener* Zyklen und müssen im aktuellen Zyklus nicht immer zutreffen. Und: wenn Sie im Lauf der Zeit jemals einen noch kürzeren Zyklus haben (in unserem Beispiel also weniger als 27 Tage), müssen Sie von da an von diesem kürzesten Zyklus 20 Tage abziehen.

Natürlich können Sie die zweite Rechenregel nur anwenden, wenn Sie vor Beginn der natürlichen Verhütungsmethode nicht die Pille genommen haben. Mit der Pille hat man einen 28-tägigen Zyklus, der keinerlei Rückschlüsse auf den natürlichen Zyklusverlauf zulässt. Zyklusaufzeichnungen von früher, bevor Sie die Pille genommen haben, können Sie nicht mehr verwenden. Sie müssen also mit der ersten Regel einsteigen, wenn Sie gerade die Pille abgesetzt haben.

Dritte Rechenregel (Minus-8-Regel)
Wenn Sie schon mindestens 12 Monate lang Ihre Temperatur gemessen haben (nach Absetzen der Pille 15 Monate), können Sie die fruchtbare Zeit vor dem Eisprung noch genauer eingrenzen, denn nun haben Sie genaue Anhaltspunkte, wann der Eisprung stattfindet. Stellen Sie auf jedem Kurvenblatt fest, wann der erste Tag mit einer höheren Temperatur (nach 6 aufeinander folgenden tiefen Werten) war. Kontrollieren Sie dann, in welchem Zyklus der *früheste* Tag des Temperaturanstiegs war, zum Beispiel am 16. Tag. Ziehen Sie davon 8 Tage ab = Tag 8. Das bedeutet, dass Sie in den ersten 8 Zyklustagen mit hoher Wahrscheinlichkeit nicht schwanger werden können. Natürlich kann es Ihnen auch passieren, dass durch die genauere Minus-8-Regel gleich beim ers-

ten Zyklus, in dem Sie einen Temperaturanstieg dokumentiert haben, die Minus-20-Regel sozusagen entwertet wird. Wenn beispielsweise Ihr kürzester Zyklus 27 Tage lang war, dann konnten Sie nach der Minus-20-Regel davon ausgehen, dass die ersten 7 Zyklustage sicher waren. Nun führen Sie zum ersten Mal ein Kurvenblatt und stellen fest, dass der Temperaturanstieg schon am 13. Tag erfolgt. Nach der Minus-8-Regel heißt das, dass Sie nur noch die ersten 5 Zyklustage als sicher ansehen dürfen.

Ihre kritische Beurteilung müssen Sie in jedem Zyklus fortsetzen. Sobald in einem weiteren Zyklus der Temperaturanstieg früher als bisher erfolgt, müssen Sie eine Korrektur durchführen. Es gilt immer die Regel, nach der Sie die *wenigsten* unfruchtbaren Tage vor dem Eisprung errechnen.

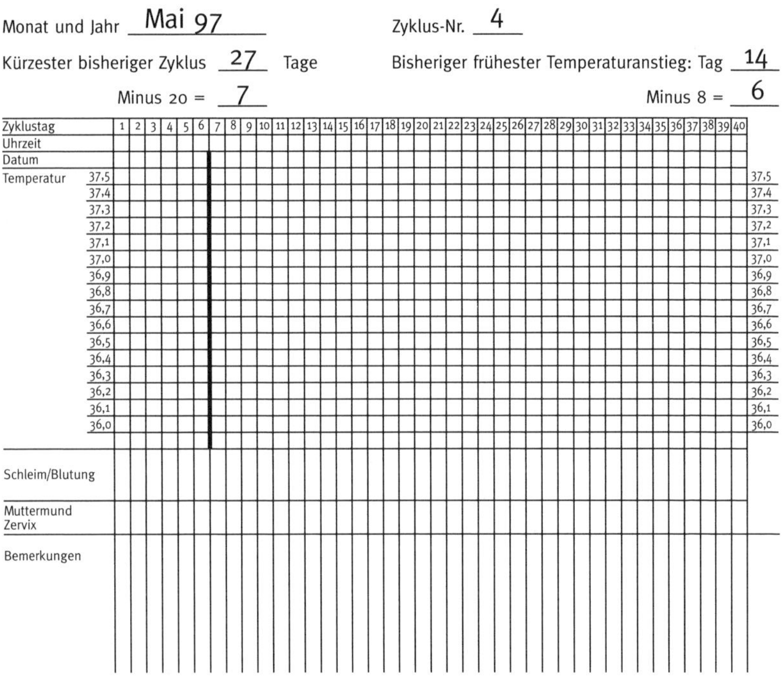

Abbildung 14

In vielen Fällen wird man unterm Strich mit der Minus-20-Regel und mit der Minus-8-Regel zum gleichen Ergebnis kommen. Doch die Minus-20-Regel geht ja aus Sicherheitsgründen starr davon aus, dass der Eisprung schon 16 Tage vor der nächsten Menstruation erfolgen könnte. Wenn Sie nun zu den Frauen gehören, deren Eisprung regelmäßig erst später stattfindet, gewinnen Sie dann mit der Minus-8-Regel die entsprechenden Tage hinzu, an denen Sie mit Ihrem Partner schlafen können, wenn Sie wollen.

Auf jeden Fall sollten Sie das Ende der unfruchtbaren Zeit vor dem Eisprung, das Sie nach der für Sie zutreffenden Regel ermittelt haben, gleich zu Beginn des Zyklus deutlich (beispielsweise mit Farbstift) in jedes neue Kurvenblatt eintragen (Abbildung 14). Auf diesem Zyklusblatt sehen Sie, dass diese Frau bisher immer mindestens 27-tägige Zyklen hatte. Nach der Minus-20-Regel könnte sie also davon ausgehen, dass sie an den ersten sieben Zyklustagen ungeschützten Verkehr haben könnte. Doch sie hat schon in drei Zyklen die Temperatur gemessen. Der Temperaturanstieg im ersten und zweiten Messzyklus erfolgte jeweils am 16. Zyklustag. Da erst Messungen von zwei Zyklen vorlagen, durfte die Zahl der unfruchtbaren Tage aber noch nicht nach der Minus-8-Regel auf 8 Tage erweitert werden. (Sie erinnern sich: Erst wenn man Messungen des Temperaturanstiegs aus 12 Zyklen hat, kann man sich auf die Minus-8-Regel verlassen.) Im dritten Messzyklus trat der Temperaturanstieg dann schon am 14. Zyklustag auf. Nun *muss* die Minus-8-Regel angewendet werden, denn nach ihr reduziert sich die Zahl der unfruchtbaren Tage auf die 6 ersten Zyklustage, die Minus-20-Regel wird also außer Kraft gesetzt. Von jetzt an muss in *jedem* neuen Zyklusblatt (hier für den vierten Zyklus) die Grenze zwischen unfruchtbarer und fruchtbarer Phase mit einem senkrechten Strich nach dem 6. Zyklustag markiert werden – es sei denn, in einem späteren Zyklus tritt der Temperaturanstieg noch früher ein. Dann muss die unfruchtbare Phase nochmals verkürzt werden.

Trotz aller Rechenregeln sollten Sie sich aber darüber im Klaren sein, dass man vor dem Temperaturanstieg nie hundertprozentig sicher sein kann, dass man nicht schwanger werden kann. Man kann lediglich von einer hohen Wahrscheinlichkeit aufgrund des Verlaufs bisheriger Zyklen ausgehen. Wenn aber irgendwelche unvorhergesehenen Störfaktoren eintreten, die im aktuellen Zyklus einen unerwartet frühen Eisprung auslösen, ist eine Schwangerschaft theoretisch möglich. Die Zeit vor dem Eisprung wird daher einfach nur als „unfruchtbar" bezeichnet und nicht als „sicher unfruchtbar" wie die Zeit nach dem Temperaturanstieg.

Probleme bei der Interpretation der Körperzeichen

Um Ihnen eine Hilfestellung bei häufig auftretenden Interpretationsproblemen zu geben, werden auf den folgenden Seiten einige Beispiele von Zyklusbeobachtungen erklärt.

Erhöhte Körpertemperatur bei Infekten

Vielleicht fühlen Sie sich einmal einige Tage nicht wohl, ohne dass Sie direkt krank sind oder Fieber haben. Wenn in einer solchen Situation Ihre Basaltemperatur höher ist als sonst, sollten Sie dies besonders vorsichtig interpretieren. Bei leichten Virusinfekten steigt die Temperatur eventuell nur sehr wenig an, so dass der Temperaturanstieg nicht so ohne weiteres als Fieber erkennbar ist. Notieren Sie auf Ihrem Kurvenblatt auf jeden Fall, wenn Sie sich einen oder mehrere Tage nicht hundertprozentig gesund gefühlt haben. Die Temperaturwerte dieser Tage werden nicht gewertet.

Ein solches Beispiel zeigt Abbildung 15. Die Temperaturwerte vom 12. bis 14. Zyklustag dürfen nicht gewertet werden, da die betreffende Frau zu dieser Zeit Schnupfen hatte und weil die gemessenen Werte deutlich von den Werten abweichen, die man zu diesem Zeitpunkt erwarten würde. Die sechs „aufeinander folgenden" Tage mit tiefen Temperaturen werden daher unter Ausklammerung der zu hohen Werte gezählt. Die unfruchtbare Phase beginnt am Abend des 20. Zyklustages, da der Schleimhöhepunkt am selben Tag beobachtet wurde, an dem die Temperatur erstmals erhöht war.

„Temperaturausreißer" nach oben

Manchmal fällt eine Messung in der Phase *vor* dem Eisprung auffällig aus den anderen Messwerten heraus. Wenn man solche Ausreißer ernst nehmen würde, könnte der dritte erhöhte Wert *nach* dem Eisprung nicht die Bedingung erfüllen, dass er 0,2 °C höher sein muss als der höchste der sechs tiefen Werte. Einen solchen Ausreißer können Sie getrost ignorieren.

Andererseits können Sie auch einen ungewöhnlich hohen Messwert *nach* dem Eisprung nicht als sicher erhöhten Wert betrachten, da er offenbar durch andere Einflussfaktoren bedingt ist. Diesen Wert müssen Sie ebenfalls streichen und einen Tag länger warten, um den signifikanten Temperaturanstieg bestätigen zu können.

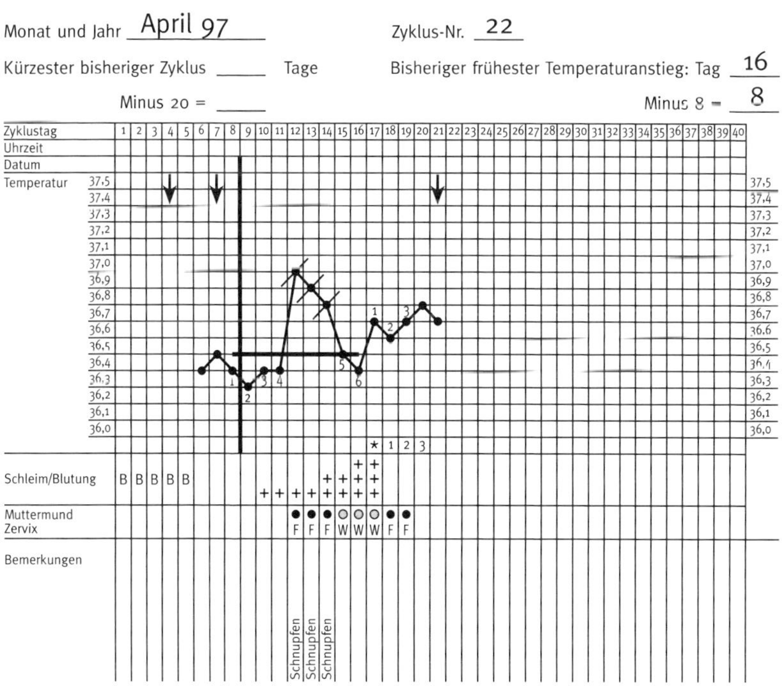

Abbildung 15

Im Beispiel der Abbildung 16 gibt es jeweils vor und nach dem Eisprung einen isolierten Temperaturausreißer. In beiden Fällen liegt das an einer feuchtfröhlichen Party in der Nacht vor der Messung. (Wie man dem Kurvenblatt entnehmen kann, hatte der Alkohol – zumindest nach der ersten Feier – auch noch eine andere Folge: In der Nacht der ersten Party am 9. Zyklustag hatte die junge Frau, von der das Kurvenblatt stammt, Geschlechtsverkehr, obwohl ihre unfruchtbare Phase vor dem Eisprung ab dem 7. Zyklustag vorüber war.)

Die Messwerte am 9. und 16. Zyklustag müssen als Ausreißer schlichtweg ignoriert werden. Nach dem Temperaturanstieg muss deshalb noch ein weiterer Sicherheitstag angehängt werden, mit anderen Worten: die unfruchtbare Phase nach dem Eisprung beginnt am Abend des 18. Zyklustages.

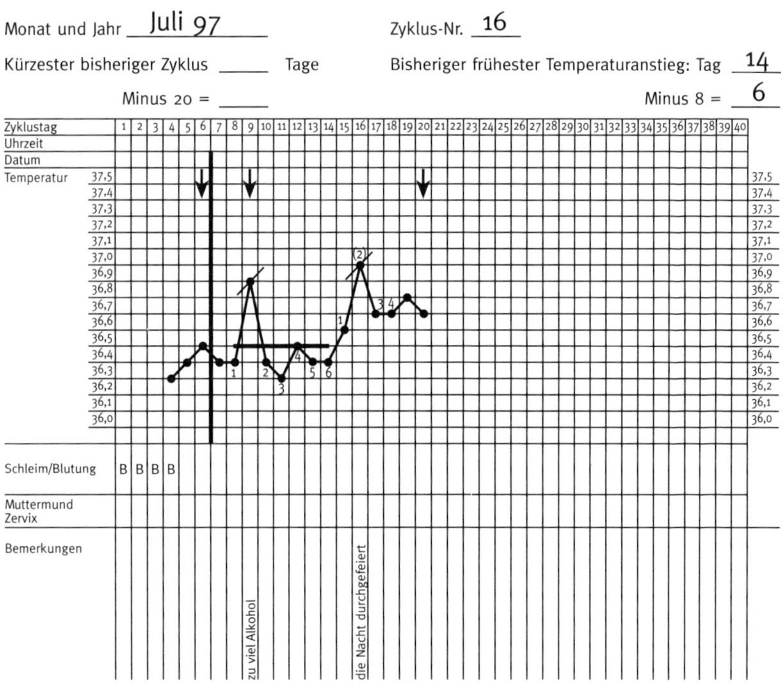

Abbildung 16

Temperaturkurve und Schleimzeichen passen nicht zusammen

Abbildung 17 zeigt ein entsprechendes Beispiel. Ein solcher Zyklusverlauf kann zwar irritierend sein, doch nach der Regel der doppelten Kontrolle ist die Aussage eindeutig. Zwar müsste man anhand der Temperaturkurve annehmen, dass die unfruchtbare Phase am Abend des 18. Zyklustages beginnt. Doch die Schleimbeobachtung spricht eindeutig dagegen. Der Schleimhöhepunkt ist erst am 18. Tag, so dass nach doppelter Kontrolle erst ab dem Abend des 21. Zyklustages die unfruchtbare Phase beginnt. Es ist schwer zu sagen, ob es wirklich zu riskant wäre, schon am Abend des dritten Tages nach dem Temperaturanstieg miteinander zu schlafen. Frauen, die lediglich die Temperatur messen, würden sich angesichts des Temperaturverlaufs auf der sicheren Seite fühlen. Aber – sicher ist sicher.

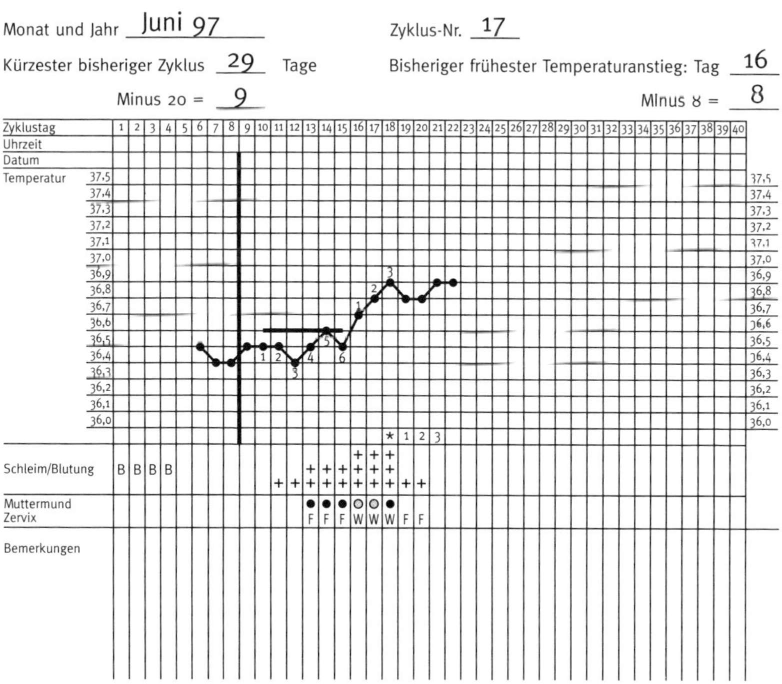

Abbildung 17

Weitere Körperzeichen zur Bestimmung der fruchtbaren Zeit

Basaltemperaturmessung, Zervixschleim und Zervixveränderungen sind bei den meisten Frauen konstante und gut vergleichbare Körperzeichen. Deshalb bilden sie die Grundlage für die Anwendung der symptothermalen Methode.

Es gibt aber auch individuelle Veränderungen im Lauf des Zyklus, die besonders Frauen mit einem guten Körpergefühl wahrnehmen und zur Einschätzung ihrer fruchtbaren und unfruchtbaren Phasen heranziehen können. Etwa jede fünfte Frau spürt beispielsweise zum Zeitpunkt des Eisprungs einen so genannten Mittelschmerz, der von einem dumpfen Ziehen im Unterbauch bis zu einem stechenden Schmerz reichen kann. Man nimmt an, dass der Mittelschmerz durch die Spannung des sprungreifen Follikels und/oder durch den Flüssigkeitsaustritt in die Bauchhöhle verursacht wird.

Manche Frauen haben um den Eisprung herum auch eine leichte Blutung oder eine rötliche oder bräunliche Verfärbung des Schleims.

Wenn man in der fruchtbaren Zeit miteinander schlafen möchte

Bisher wurde immer davon gesprochen, wie man die fruchtbaren von den unfruchtbaren Zyklusphasen abgrenzen kann. Schon nach kurzer Zeit, spätestens nach 1 bis 3 Monaten, werden Sie diese Eingrenzung der fruchtbaren Phase sicher beherrschen, sofern Ihre Zyklusaufzeichnungen nicht ungewöhnlich schwer interpretierbar sind. Bei der strengen Anwendung der symptothermalen Methode beobachten Sie die Körperzeichen mit dem Ziel, Beischlaf in der fruchtbaren Phase Ihres Zyklus zu vermeiden. Nur dann können Sie sich darauf verlassen, dass Sie einen Schutz vor einer ungeplanten Schwangerschaft haben, der der Sicherheit der Pille vergleichbar ist.

Doch wie Sie bereits erfahren haben, finden 12 Prozent der Paare, dass ihre Sexualität unter der Anwendung der symptothermalen Methode leidet. Gemeint ist damit wohl in den meisten Fällen, dass die Abstinenzphase von diesen Paaren als zu lang empfunden wird. Sicher ist es für eine lustvolle, spontane Sexualität auch ein gewisser Nachteil, wenn man von vornherein weiß, an welchen Tagen man miteinander schlafen darf und an welchen nicht – zumindest empfinden manche Paare das so. Nicht immer ist man in der Stimmung und gewillt, diszipliniert zu sein und sich jahrelang an strenge Regeln zu halten. Einer Untersuchung der Arbeitsgruppe Natürliche Familienplanung (NFP) zufolge praktiziert auch nur jedes achte Paar die strenge Form der natürlichen Verhütung und hält die Abstinenzphasen immer ein. Das bedeutet, dass sieben von acht Paaren, also die überwältigende Mehrheit, es wichtiger und schöner finden, dem sexuellen Verlangen in bestimmten Situationen nachzugeben, als eine fast hundertprozentige Sicherheit vor einer ungewollten Schwangerschaft zu haben. Erstaunlich an den Ergebnissen der erwähnten Studie ist allerdings, dass die meisten Paare, die auch in der fruchtbaren Zeit miteinander schlafen, dies zumindest gelegentlich ungeschützt tun. Sie wenden also nicht immer zusätzliche Verhütungsmittel wie Kondome an. Bei einigen Paaren liegt das sicher daran, dass sie eigentlich vorhatten, die Abstinenzphase einzuhalten. Als dann die konkrete Situtation gegeben war und sie miteinander schlafen wollten, hatten sie kein Verhütungsmittel zur Hand und haben es dann eben darauf ankommen lassen.

Sicher ist es besser, es nicht so weit kommen zu lassen, es sei denn, man kann mit einer ungeplanten Schwangerschaft gut leben. Überlegen Sie in Ruhe, ob Sie sich ganz sicher sind, dass Sie die Abstinenzphasen immer einhalten. Wahrscheinlich wird es Ihnen genauso gehen wie den meisten anderen Paaren: Eine Garantie, dass Sie nie in der fruchtbaren Phase Ihren spontanen sexuellen Bedürfnissen nachgeben, können Sie nicht geben. Das bedeutet, dass Sie auf eine solche Situation vorbereitet sein sollten. Und das wiederum erfordert ein paar grundsätzliche Überlegungen, welche Verhütungsmethode Sie mit der symptothermalen Methode kombinieren möchten.

Da Pille und Spirale aus nahe liegenden Gründen ausscheiden, kommen praktisch nur die verschiedenen Methoden in Frage, die verhindern sollen, dass eine Samenzelle eine befruchtungsfähige Eizelle erreicht. Dazu gehören Kondome, Diaphragma, Portiokappe und chemische Verhütungsmittel, die in die Scheide eingeführt werden. Alle diese Verhütungsmittel sind im weiteren Sinne Barrieremethoden.

Die Vor- und Nachteile sowie die Sicherheit dieser Methoden sollen hier kurz erläutert werden. Die Sicherheit ist ein sehr wichtiger Aspekt, denn in dem Moment, wo Sie nicht mehr streng die symptothermale Methode anwenden, ist die Zuverlässigkeit der zusätzlich angewandten Methode für Ihre Sicherheit entscheidend. Das gilt umso mehr, als Sie diese Methoden ja ausschließlich in der fruchtbaren Zeit anwenden, in der die Wahrscheinlichkeit einer Empfängnis viel größer ist als zu anderen Zeiten!

Kondome

Kondome verhindern, dass Samenflüssigkeit in die Scheide gelangt. Die volkstümliche Bezeichnung „Gummi“ erinnert an die Zeit um die Jahrhundertwende, als Kondome noch aus ziemlich dickem Naturkautschuk hergestellt wurden. Die heute üblichen Latex-Kondome sind hauchdünn (sechsmal dünner als die menschliche Haut), sehr dehnbar und reißfest. Ein großer Vorteil der Kondome ist, dass man sie ohne großen Aufwand fast überall kaufen kann (in Drogerien, Apotheken, Supermärkten, im Versandhandel, an Automaten) und dass man sie jederzeit dabeihaben und ohne große Vorbereitungen verwenden kann. Sie sollten bei Paaren, die natürlich verhüten, für alle Fälle in der Nachttischschublade liegen. Allerdings sollte man ab und zu das Haltbarkeitsdatum überprüfen und zu alte Packungen durch neue ersetzen. Beim Kauf sollten Sie nicht am falschen Ort sparen und lieber etwas teurere, dafür aber elektronisch geprüfte Kondome nehmen, die der deutschen DIN-Norm oder der europäischen CE-Norm entsprechen (steht auf der Packung).

Wie jede Verhütungsmethode haben auch Kondome Nachteile. Manche Paare, darunter besonders die Männer, beklagen sich über eine herabgesetzte Empfindungsfähigkeit, wenn sie Kondome benutzen. Auch das Hantieren mit der Packung und dem Kondom wird manchmal als störende Unterbrechung empfunden. Leider nimmt auch die Zahl der Latex-Allergien zu. Für Allergiker gibt es inzwischen auch Kondome aus Polyurethan. Sie sollten in der Apotheke gezielt danach fragen.

Positiv ist an den Kondomen ihre akzeptable Sicherheit (Pearl Index 3), die allerdings sehr von der richtigen Handhabung abhängt. Deshalb sollten Sie, auch wenn es Ihnen vielleicht ein bisschen albern vorkommt, das Überstreifen des Kondoms über den steifen Penis erst einmal üben, bevor Sie es zum ersten Mal zur Verhütung einsetzen. Schließlich muss man ein paar technische Kniffe beherrschen, damit das Kondom im entscheidenden Moment richtig sitzt. Die Gebrauchsanleitung, die jedem Kondom beiliegt, sollten Sie sich auch zunächst in aller Ruhe anschauen. Und so gehen Sie vor:

- Reißen Sie die Packung *vorsichtig* auf, damit Sie das Kondom nicht mit einreißen.
- Moderne Kondome haben an der Spitze eine kleine Erweiterung, das Reservoir, das das Sperma aufnimmt. Vor dem Überziehen des Kondoms sollten Sie das Reservoir mit den Fingern zusammendrücken, damit die Luft entweicht. Dadurch kann das Sperma besser im Reservoir aufgenommen werden, die Gefahr, dass das Kondom platzt, ist geringer.

- Beim Überziehen des Kondoms sollte die Vorhaut etwas zurückgezogen werden. Der gerollte Rand des Kondoms muss nach außen zeigen. Dann wird der Rand einfach von der Spitze des Penis ausgehend abgerollt.
- Wenn das Kondom aus Versehen falsch herum aufgezogen wurde (mit dem gerollten Rand nach innen), müssen Sie ein neues nehmen, da sonst auf der Außenseite Sperma sein könnte.
- Jedes Kondom darf nur einmal benutzt werden. Auch wenn man ganz kurz hintereinander nochmals miteinander schläft, erschlafft der Penis zwischendurch und das Kondom sitzt nicht mehr stramm. Dadurch kann Sperma auf die Außenseite gelangen.
- Beim Herausziehen des Penis aus der Scheide müssen Sie den Rand des Kondoms festhalten, damit es nicht abrutscht. Warten Sie mit dem Herausziehen des Penis nicht, bis er wieder schlaff ist.
- Wenn Sie zusätzlich Gleitmittel oder chemische Verhütungsmittel verwenden, sollten diese ausdrücklich für die Kombination mit Kondomen geeignet sein. Fragen Sie in der Apotheke nach und lesen Sie den Beipackzettel. Verschiedene chemische Substanzen können nämlich das Latexmaterial angreifen, so dass das Kondom durchlässig wird. Das gilt natürlich auch für Medikamente, die in die Scheide eingeführt werden (wie Zäpfchen oder Cremes gegen Pilzinfektionen). Auch hier sollten Sie sich vergewissern, notfalls durch einen Anruf beim Hersteller der Medikamente, dass Kondome davon nicht angegriffen werden.

Chemische Verhütungsmittel

Chemische Verhütungsmittel muss man in die Scheide einführen, bevor man miteinander schläft. Es gibt sie in Form von Zäpfchen, Tabletten, Gel, Schaum, Creme oder Schwämmchen. Die Wirkstoffe, die in den chemischen Verhütungsmitteln enthalten sind, sollen die Samenzellen entweder abtöten oder sie bewegungsunfähig machen (die Spermien bewegen sich zur Befruchtung ja aktiv zur Eizelle hin). Die spermienabtötenden Substanzen, so genannte Spermizide, sind unterschiedlich gut wirksam. Eine der wirksamsten Substanzen ist das Nonoxinol. Manche chemischen Verhütungsmittel enthalten Säuren, die die Spermienbeweglichkeit behindern oder zunichte machen, zum Beispiel Milchsäure oder Zitronensäure. Ihre Wirksamkeit ist teilweise nicht besonders gut.

Einige der chemischen Mittel, zum Beispiel Schaumzäpfchen oder Schaumsprays, bilden zusätzlich einen dichten Schaum, der ein mechanisches Hindernis für die Spermien darstellt, das sie nicht durchdringen können (ähnlich dem zähen, engmaschigen Zervixschleim in den unfruchtbaren Zyklusphasen).

Je nach Art des verwendeten Mittels dauert es unterschiedlich lange, bis sich die Schutzwirkung aufbaut. Einige Mittel geben sofortigen Schutz, bei anderen muss man bis zu zehn Minuten warten. Entsprechende Informationen finden Sie in der Packungsbeilage der Verhütungsmittel. Die Wirkung hält für ungefähr zwei Stunden an.

Manche Frauen oder Männer reagieren mit Haut- und Schleimhautreizungen auf chemische Verhütungsmittel. Am häufigsten ist ein unangenehmes Brennen. Auch Allergien gegen einen oder mehrere der Inhaltsstoffe sind möglich.

Auf die Schwierigkeiten bei der Beurteilung der Zervixschleimsekretion nach der Anwendung von chemischen Verhütungsmitteln wurde schon an anderer Stelle hingewiesen. Die Mittel verflüssigen sich nach einigen Stunden und laufen dann aus der Scheide. Dann kann es mitunter schwierig sein, dieses Sekret von reichlichem Zervixschleim zu unterscheiden.

Die Sicherheit der chemischen Verhütungsmittel ist recht unterschiedlich. Ein Pearl-Index von bis zu 20 bedeutet, dass bei alleiniger Anwendung dieser Mittel eines von 5 Paaren innerhalb eines Jahres mit einer ungewollten Schwangerschaft konfrontiert wird. (Als besonders unsicher gelten so genannte Verhütungsschwämmchen, die mit einem spermiziden Wirkstoff getränkt sind.) Als *alleiniges* Verhütungsmittel in der fruchtbaren Zyklusphase können die chemischen Mittel daher nicht empfohlen werden.

Sie haben aber ihre Berechtigung in Kombination mit der Portiokappe (Seite 72) oder dem Scheidendiaphragma (Seite 70). Mit Einschränkungen können sie auch mit Kondomen kombiniert werden, sofern das chemische Verhütungsmittel der Herstellerinformation zufolge ausdrücklich dafür geeignet ist.

Diaphragma

Das Diaphragma ist eine klassiche Barrieremethode zur Verhütung, die es schon seit etwa 100 Jahren gibt.

Ein Diaphragma besteht wie ein Kondom aus weichem, dehnbarem Latex, das über eine ringförmige Feder gespannt ist. Die Form ähnelt einem kleinen Gummihut. Diaphragmen werden immer in Kombination mit chemischen Verhütungsmitteln verwendet, denn ein Diaphragma gewährleistet keine völlig dichte Barriere vor dem Muttermund. Zur Erhöhung der Sicherheit wird deshalb ein spermienabtötendes Gel auf die Innenseite des Diaphragmas, die dem Muttermund zugewandt ist, aufgetragen. Danach wird es vor dem Geschlechtsverkehr in die Scheide eingeführt und vor dem Muttermund plaziert. Es hält dort aufgrund der Spannung der eingearbeiteten Feder, das heißt, es klemmt sich sozusagen zwischen den Wänden der Scheide fest. Da jede Frau anders gebaut ist, gibt es auch Diaphragmen mit verschiedenen Durchmessern (am gebräuchlichsten sind Durchmesser zwischen sieben und neun Zentimetern). Die richtige Größe muss individuell angepasst werden. Das Diaphragma soll nicht so klein sein, dass an den Seiten Sperma vorbeifließen kann. Andererseits soll es aber auch nicht so groß sein, dass man es spürt. Eine einmal angepasste Größe muss aber nicht für alle Zeiten die richtige sein. So brauchen viele Frauen beispielsweise nach einer Schwangerschaft eine andere Größe als vorher. Und eine beträchtliche Gewichtszunahme (oder auch eine radikale Schlankheitskur) kann ebenfalls dazu führen, dass das Diaphragma nicht mehr sitzt.

Die Anpassung kann Ihre Frauenärztin oder Ihr Frauenarzt vornehmen, Sie können aber auch zu einer Beratungsstelle der Pro Familia gehen. Dort hat man meistens viel Erfahrung mit der Anpassung von Diaphragmen. Bei dieser Gelegenheit können Sie auch gleich lernen, wie Sie das Diaphragma selber einsetzen. Nach kurzer Übung geht das ganz leicht. Das zusammengedrückte Diaphragma wird wie ein Tampon eingeführt und entfaltet sich durch die eingearbeitete Feder in der Scheide (Abbildung 18).

Bevor man miteinander schläft, muss man nachtasten, ob es richtig sitzt, also den Muttermund bedeckt. Das Diaphragma kann bis zu zwei

Abbildung 18: Handhabung und korrekter Sitz eines Diaphragmas

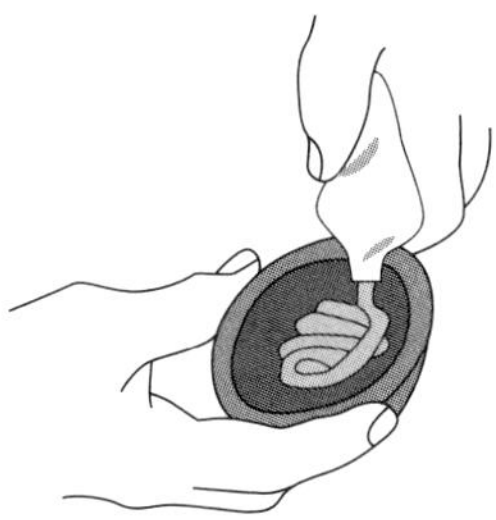

a) Zunächst wird spermizides Gel aufgetragen

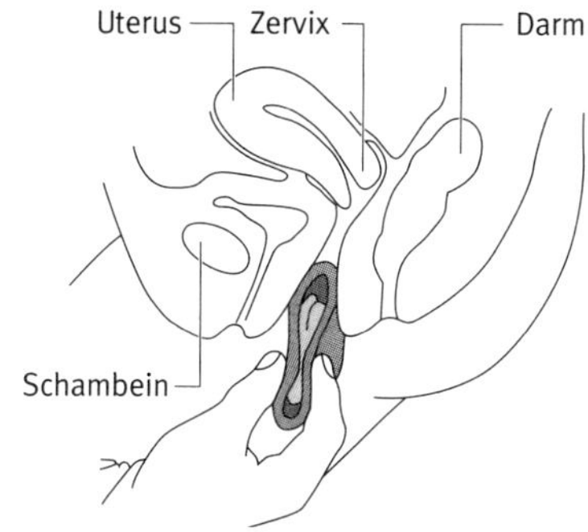

b) Das zusammengedrückte Diaphragma wird in die Scheide eingeführt

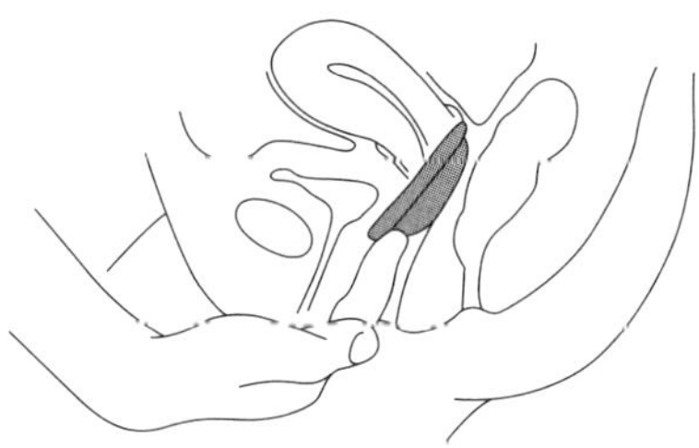

c) Das Diaphragma wird vor dem Muttermund platziert

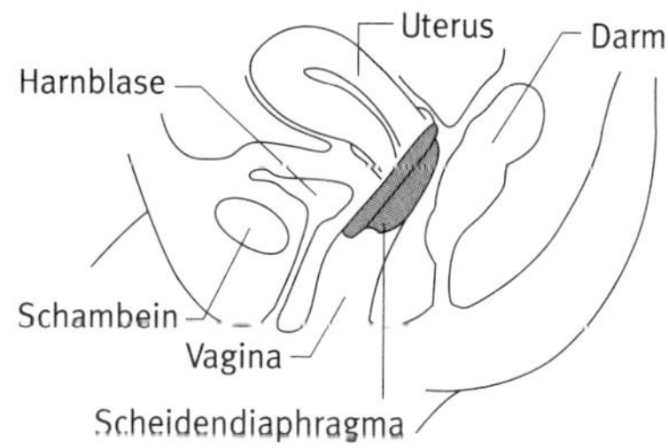

d) Korrekter Sitz des Diaphragmas

Stunden vor dem Beischlaf eingesetzt werden (wenn man es zu lange vorher einsetzt, lässt die Wirkung des spermienabtötenden Gels nach). Nach dem Geschlechtsverkehr muss es noch mindestens sechs Stunden in der Scheide bleiben, es macht aber auch nichts, wenn man es über Nacht oder sogar noch etwas länger drinlässt. Wenn Sie mehrmals hintereinander miteinander schlafen, müssen Sie vor jedem erneuten Beischlaf nochmals spermienabtötendes Gel in die Scheide einführen.

Nach der Benutzung muss das Diaphragma sorgfältig gewaschen und abgetrocknet werden. Sofern Sie eine Scheideninfektion haben, müssen Sie es zum Desinfizieren in Alkohol legen. Bei entsprechender Pflege hält ein Diaphragma etwa 2 Jahre. Da das Material altert und dann porös werden kann, müssen Sie es ab und zu auf Dichtigkeit prüfen. Dazu wird das Diaphragma mit Wasser gefüllt oder man prüft es auf dünne Stellen oder Löcher, indem man es gegen das Licht hält und anschaut.

Es kommt nur selten vor, dass Frauen ein Diaphragma nicht verwenden können, etwa weil sie eine Gebärmuttersenkung haben oder unter chronischen Scheideninfektionen leiden. Ein Diaphragma kostet etwa 200 DM (die Anpassung inbegriffen), dazu kommen die Kosten für das spermizide Gel. Die Sicherheit des Diaphragmas ist bei richtiger Anwendung mit der eines Kondoms vergleichbar.

Natürlich ist es individuell verschieden, ob man sich für ein Diaphragma oder für Kondome entscheidet. Viele Paare finden aber, dass die Handhabung eines Kondoms unkomplizierter und weniger störend ist als das Einsetzen eines Diaphragmas. Hinzu kommen die relativ aufwendige Pflege und die Notwendigkeit, die Dichtigkeit des Diaphragmas zu kontrollieren. Ein weiterer Nachteil ist, dass man zusätzlich chemische Mittel verwenden muss, deren mögliche unangenehme Begleiterscheinungen schon beschrieben wurden. Gerade bei Paaren, die ihren Körper möglichst wenig durch die Verhütung belasten möchten (und das trifft ja besonders für Paare zu, die mit der symptothermalen Methode verhüten), entspricht die Verwendung chemischer Verhütungsmittel nicht den Vorstellungen von natürlicher Verhütung.

Portiokappe

Die Portiokappe (Portio = Muttermund) ist in mancher Hinsicht mit dem Diaphragma vergleichbar. Im Gegensatz zum Diaphragma, das sich durch die elastische Spannung des Federringes in der Scheide „festklemmt“, sitzt die Portiokappe aber direkt auf dem Gebärmutterhals und umschließt ihn. Eine solche Kappe ist deshalb auch viel kleiner (der Durchmesser beträgt meist zwischen zwei und fünf Zentimeter).

Da die Kappe direkt über die Zervix gestülpt wird, sind die anatomischen Verhältnisse der Scheide nicht so wichtig wie beim Diaphragma. Eine Portiokappe ist daher auch für Frauen geeignet, die eine Gebärmuttersenkung haben.

Da die Kappe ganz dicht sitzen muss, die Zervix aber bei allen Frauen unterschiedlich groß und verschieden geformt ist, gibt es eine ganze Reihe verschiedener Modelle und Größen. Die korrekte Anpassung durch eine Ärztin oder einen Arzt ist sehr wichtig.

Vor dem Einsetzen der Kappe tastet man den Muttermund und lässt die Kappe dann über die Zervix gleiten (Abbildung 19). Beim Andrücken der Portiokappe an den Muttermund entweicht die Luft daraus. Es entsteht dadurch ein Sog unter der Kappe und diese saugt sich an der Zervix fest. Eine gut sitzende Kappe fühlt die Frau, die sie trägt, nicht. Männer finden es aber manchmal störend, wenn sie beim Beischlaf an die Kappe stoßen.

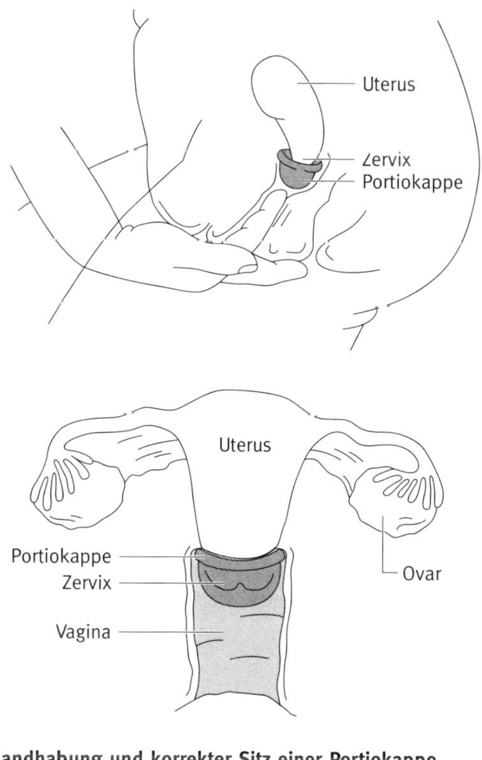

Abbildung 19: Handhabung und korrekter Sitz einer Portiokappe

Auch die Portiokappe wird wie das Diaphragma in Kombination mit einem spermiziden Gel benutzt. Es gelten auch im Wesentlichen die gleichen Zeitvorgaben für das Einsetzen und Entfernen der Kappe, das heißt, die Portiokappe kann frühestens zwei Stunden vor dem Beischlaf eingesetzt werden und frühestens sechs Stunden danach wieder entfernt werden. Während das Diaphragma aber unmittelbar vor dem Geschlechtsverkehr eingeführt werden kann, muss man die Portiokappe ungefähr eine Viertelstunde vorher einsetzen, damit sie Zeit hat, sich festzusaugen. Bei erneutem Beischlaf muss man wie beim Diaphragma eine neue Portion Gel in die Scheide einführen.

Die Pflege der Kappe ist ähnlich aufwendig wie die Pflege eines Diaphragmas. Die Portiokappe kann auch ungefähr zwei Jahre lang verwendet werden, ist aber deutlich preiswerter als ein Diaphragma (ungefähr 50 bis 100 DM inklusive Anpassung, erhältlich in Apotheken, beim Arzt und bei Beratungsstellen).

Es gibt widersprüchliche Angaben zur Sicherheit der Portiokappe. Wenn sie richtig sitzt, ist ihre Sicherheit dem Diaphragma und Kondomen vergleichbar. Es gibt aber einige Unsicherheitsfaktoren, zum Beispiel dass die Kappe nicht genau genug angepasst ist, dass man sie nicht richtig plaziert hat oder dass sie während des Beischlafs abrutscht. Insgesamt ist sie sicher weniger empfehlenswert als Kondome oder Diaphragmen.

Was kann man bei einer Verhütungspanne tun?

Kein Mensch ist perfekt und auch die beste Verhütung geht manchmal schief – sei es durch Anwendungs- oder durch Materialfehler. Dazu gehören etwa undichte Kondome und Diaphragmen, abgerutschte Kondome oder falsch plazierte Portiokappen. Oder das Paar hat im Überschwang der Gefühle überhaupt keine Verhütungsmittel benutzt. Die Ernüchterung ist groß, wenn ein Paar nach dem Samenerguss des Mannes feststellt, dass mit großer Wahrscheinlichkeit eine Befruchtung stattfinden wird. Gerade Paare, die nach der symptothermalen Methode verhüten, wissen ja genau, wann die fruchtbarste Zeit ist, und können sich leicht ausrechnen, dass ihr ungeschützter Verkehr oder das abgerutschte Kondom möglicherweise Folgen haben wird.

Auch nach solchen Verhütungspannen kann man immer noch die „Notbremse" ziehen, wenn man eine Schwangerschaft in der jetzigen Lebenssituation völlig indiskutabel findet.

Da die befruchtete Eizelle einige Tage braucht, um durch den Eileiter in die Gebärmutterhöhle zu wandern, gibt es die Möglichkeit, die Gebärmutterschleimhaut so zu verändern, dass das Ei sich dort nicht einnisten kann. Diese Vorgehensweise stößt allerdings bei vielen Menschen auf Ablehnung. Ihre Gegner argumentieren damit, dass Empfängnisverhütung bedeutet, die Befruchtung des Eies zu verhindern. Die Vernichtung einer befruchteten Eizelle ist für sie mit einer Abtreibung gleichzusetzen (deshalb lehnen sie auch die Spirale als Verhütungsmethode ab, die ebenfalls die Einnistung verhindert). Die ethischen Probleme im Zusammenhang mit Verhütung und ungewollter Schwangerschaft muss jedes Paar für sich selbst klären.

Es gibt jedenfalls zwei sehr sichere Methoden, um die Einnistung der Eizelle zu verhindern: die „Pille danach" und die „Spirale danach". Beide sind Notlösungen, die Körper und Seele belasten. Keinesfalls sollte man deshalb mit dem Hintergedanken „Wenn's schief geht, können wir ja noch die Notbremse ziehen" leichtfertig mit der Verhütung umgehen.

Die „Pille danach"

Die erste Möglichkeit, eine Schwangerschaft noch nach der Befruchtung zu verhindern, ist die Einnahme von Hormontabletten. Es handelt sich hierbei um eine verschreibungspflichtige Gestagen-Östrogen-Kombination (ähnlich wie eine Antibabypille, aber in wesentlich höherer Dosierung). Insgesamt muss man vier Tabletten nehmen, die ersten beiden Tabletten innerhalb von 48 Stunden nach dem Beischlaf, die anderen beiden höchstens 12 Stunden später als die ersten beiden. Wenn die Panne also zum Beispiel am Freitagabend passiert ist, können Sie nicht bis zum Montag warten. Eine ungewollte Empfängnis wird aber von den meisten Ärzten als medizinischer Notfall akzeptiert, so dass Sie Ihr Rezept auch vom ärztlichen Notdienst oder in einer Klinikambulanz bekommen können. Die „Pille danach" löst mit fast hundertprozentiger Sicherheit eine Blutung aus, das heißt, die Schleimhaut, die zur Aufnahme der Eizelle vorbereitet war, wird abgestoßen. Manchmal kommt es zu Nebenwirkungen wie Übelkeit oder Erbrechen. Unter Umständen kommt es im darauf folgenden Zyklus zu Unregelmäßigkeiten, auf die Sie beim Führen Ihres Kurvenblattes besonders achten sollten.

Die „Spirale danach"

Hier handelt es sich um eine normale Spirale, wie sie auch zur Empfängnisverhütung benutzt wird. Innerhalb weniger Tage nach dem Geschlechtsverkehr, der zur Empfängnis geführt haben könnte, kann die Spirale noch in die Gebärmutter eingelegt werden. Sie verhindert sehr zuverlässig die Einnistung der befruchteten Eizelle. Sinnvoll ist das jedoch nur, wenn die Frau vorhat, auch in Zukunft mit der Spirale zu verhüten. Diese kann dann gleich als Verhütungsmittel für mehrere Jahre in der Gebärmutter bleiben. Die meisten Paare, die natürlich verhüten möchten, können sich jedoch mit der Spirale als Alternative nicht anfreunden, so dass sie sich eher für die „Pille danach" entscheiden.

Natürlich verhüten in besonderen Lebensphasen

Wenn Sie schon längere Zeit einen einigermaßen stabilen Zyklus haben und Ihr Lebensrhythmus keine allzu großen Schwankungen aufweist, werden Sie Ihre Zyklusaufzeichnungen schon nach ein bis drei Monaten sehr gut interpretieren können. Meist können Sie dann zweifelsfrei erkennen, ob Sie in einer bestimmten Zyklusphase schwanger werden können oder nicht.

Doch es gibt spezielle Lebensphasen, in denen die Beurteilung der Fruchtbarkeitszeichen schwieriger sein kann. Das bedeutet nicht, dass man dadurch eine Schwangerschaft riskiert, denn in Situationen, die Anlass zu Zweifel geben, sollte man sich ja immer so verhalten, als ob man schwanger werden könnte. Das Problem liegt also weniger darin, dass die Methode unsicherer wird, als darin, dass man aus Sicherheitsgründen zum Teil lange Abstinenzphasen einhalten muss.

Solche Lebensphasen sind zum Beispiel die Zeit nach einer Entbindung oder vor dem Beginn der Wechseljahre. Auch nach dem Absetzen der Pille oder in Stresssituationen kann es vorübergehend zu Zyklusstörungen kommen, die die Geduld auf eine harte Probe stellen, bis man endlich einen signifikanten Temperaturanstieg feststellt.

Nach dem Absetzen der Pille

Normalerweise reguliert sich der Zyklus nach dem Absetzen der Pille sehr schnell wieder. Ein Großteil der Frauen hat sogar gleich im ersten Zyklus einen normalen Zyklusablauf und einen Eisprung. In den meisten Fällen können Sie spätestens nach ein bis drei Monaten mit einem normalen Zyklusverlauf rechnen. Bei manchen Frauen lässt der Eisprung dagegen auf sich warten. Solange kein Eisprung mit einem verlässlichen postovulatorischen (= nach dem Eisprung) Temperaturanstieg stattgefunden hat, können Sie zunächst unmöglich sicher unfruchtbare Phasen feststellen. Wenn der Eisprung auf sich warten lässt, die erste Blutung sich entweder stark verzögert oder ohne vorangegangenen Eisprung einsetzt, wird die erforderliche Abstinenzphase recht lang. Viele Paare empfinden eine Abstinenz von möglicherweise mehreren Wochen als unzumutbar. In diesem Fall können Sie auf zusätzliche Verhütungsmittel, zum Beispiel auf Kondome, zurückgreifen. Auf jeden Fall sollten Sie aber keinen ungeschützten Verkehr haben, bis Sie einen signifikanten Temperaturanstieg dokumentiert haben. Zur Erinnerung: Eine Blutung, der kein Temperaturanstieg vorausgegangen ist, ist keine echte Menstruation. Behandeln Sie eine solche Blutung wie die Beobachtung von Schleim.

Stress

Es gibt Stresssituationen, die dazu führen können, dass sich der Eisprung verschiebt oder ganz ausbleibt. Dazu gehören Ärger in Familie und Beruf, Schichtdienst, starke Gewichtszu- oder -abnahme oder eine intensive Reisetätigkeit. Es ist ganz natürlich und ein Schutzmechanismus des Körpers, dass der Eisprung in solchen Situationen oft ausbleibt. Dies war schon immer in Hunger-, Kriegs- und Notzeiten ein natürlicher Schutz vor zusätzlichen Belastungen durch Schwangerschaft und Babys. Heute können gestresste Frauen, die sich sehnlichst ein Kind wünschen, ein Lied davon singen, wie effektiv der Körper sich vor einer Empfängnis schützt, wenn das Umfeld für Schwangerschaft und Geburt nicht stimmt.

Die Verzögerung oder das Ausbleiben des Eisprungs ist zwar kein Unsicherheitsfaktor bei der natürlichen Verhütung, kann aber, wie nach Absetzen der Pille, zu Frust durch übermäßig lange Abstinenzphasen führen.

Nach einer Entbindung

Viele Frauen verlassen sich darauf, dass sie nicht schwanger werden können, solange sie stillen. Es ist richtig, dass der Eisprung normalerweise unterdrückt wird, solange eine Frau *voll* stillt. Die Wahrscheinlichkeit, in dieser Phase schwanger zu werden, beträgt höchstens zwei Prozent.

Einer Studie der Arbeitsgruppe Natürliche Familienplanung zufolge tritt der erste Eisprung bei voll stillenden Müttern frühestens 14 Wochen und spätestens 2 Jahre nach der Entbindung ein. Eine Garantie, dass Sie nicht schwanger werden können, gibt es allerdings nicht. Sie sollten deshalb sicherheitshalber spätestens nach Aufhören des Wochenflusses wieder mit den Temperaturmessungen beginnen (aber nur, wenn Sie wirklich voll stillen; sonst sollten Sie schon in der dritten Woche nach der Geburt wieder messen). Solange Sie keinen typischen signifikanten Temperaturanstieg festgestellt haben, müssen Sie sich als potenziell empfängnisfähig betrachten, auch wenn eine Empfängnis bei voll stillenden Frauen extrem unwahrscheinlich ist.

Wenn das Baby erst einige Wochen oder Monate alt ist, kann es schwierig sein, eine vernünftige Temperaturkurve zu bekommen. Schließlich ist bei Eltern von Säuglingen die Nachtruhe fast immer empfindlich gestört. In diesem Fall sollten Sie die Temperatur dann messen, wenn Sie die längste zusammenhängende Schlafphase hinter sich haben. Versuchen Sie, die Temperatur einigermaßen zur gleichen Zeit zu messen. Trotz aller Störungen ist es besser, nicht so ideale Messwerte zu haben als überhaupt keine.

Die Beobachtung des Schleims kann erst wieder herangezogen werden, wenn der Wochenfluss endgültig aufgehört hat.

Wenn Sie es gewöhnt waren, auch die Selbstuntersuchung der Zervix durchzuführen, müssen Sie nach der Geburt umlernen. Sowohl die Lage und Festigkeit der Zervix als auch die Öffnung des Muttermundes sind nach einer Schwangerschaft verändert. Sie werden einige Zeit brauchen, bis Sie die Tastbefunde wieder interpretieren können.

Spätestens wenn Sie nicht mehr mindestens sechsmal pro Tag stillen, zum Beispiel weil Ihr Baby jetzt nachts länger durchschläft oder weil Sie zufüttern, sollten Sie damit rechnen, dass bald wieder ein Eisprung erfolgt.

Eine strenge Anwendung der symptothermalen Methode nach einer Entbindung setzt eine unter Umständen monatelange sexuelle Abstinenz voraus, da es sehr lange dauern kann, bis der erste Eisprung erfolgt. Viele Paare finden das nicht machbar und kombinieren die Temperaturmessungen für eine Übergangszeit mit Barrieremethoden.

Vor den Wechseljahren

Frauen, die über 40 sind, registrieren nach und nach körperliche Veränderungen, die auf die nahenden Wechseljahre (Menopause) hinweisen. Diese Jahre vor den eigentlichen Wechseljahren werden als Prämenopause bezeichnet. Vielleicht beobachten Sie jetzt, dass während eines Zyklus mehrmals Zervixschleim auftritt und wieder verschwindet. Im Zyklusbeispiel der Abbildung 20 sieht man, dass ein erster Schleimhöhepunkt am 13. Zyklustag auf den bevorstehenden Eisprung hinzuweisen scheint. Doch die Temperaturkurve ergibt keinerlei Anhalt für einen Eisprung. Erst der zweite Schleimhöhepunkt am 24. Zyklustag passt zur Temperaturkurve, so dass nach der Regel der doppelten Kontrolle am Abend des 27. Zyklustages die postovulatorische (= nach dem

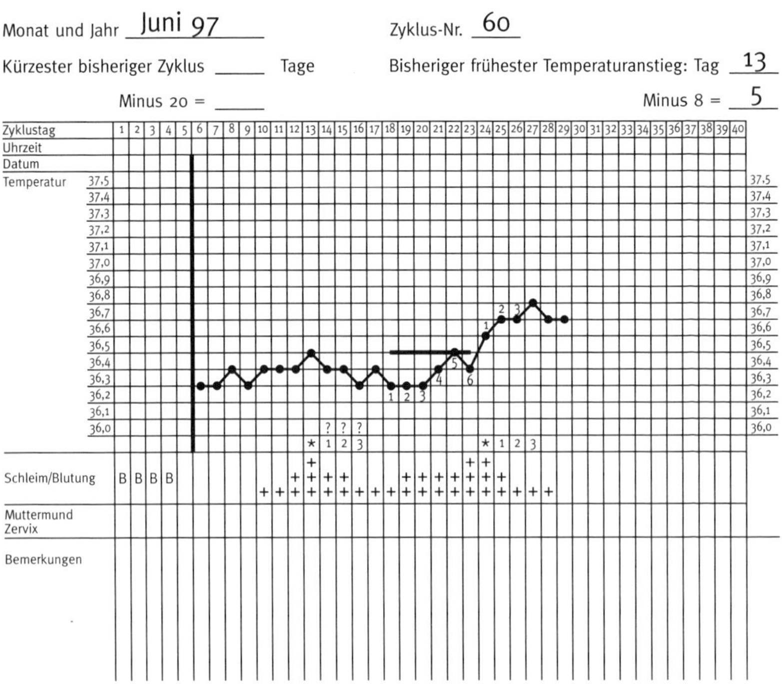

Abbildung 20

Eisprung) unfruchtbare Phase beginnt. Das heißt, dass das betreffende Paar in diesem Zyklus eine lange Abstinenzphase von 21 Tagen in Kauf nehmen muss (vom 6. bis zum 27. Zyklustag).

Solche Unregelmäßigkeiten bedeuten, dass die Reifung des Eies gestört ist und der Eisprung sich hinauszögert. Manchmal treten Zwischenblutungen auf, die für Verwirrung sorgen können. Manchmal vergehen Wochen oder sogar Monate, bis ein eindeutiger Temperaturanstieg erfolgt. Und bei vielen Frauen werden die Zyklen insgesamt kürzer, so dass die unfruchtbare Zeit vor dem Eisprung immer kürzer wird oder man am Zyklusanfang überhaupt nicht mehr von unfruchtbaren Tagen ausgehen kann. Sobald die Zyklen anfangen, Schwankungen zu zeigen, die Sie bisher nicht kannten, können Sie sich auf die Rechenregeln für die präovulatorische (= vor dem Eisprung) Zeit nicht mehr verlassen. Sie wissen nicht mit Sicherheit, wie der aktuelle Zyklus verlaufen wird. Lediglich ein postovulatorischer (= nach dem Eisprung) signifikanter Temperaturanstieg ist nach wie vor beweisend für die sicher unfruchtbare Zeit. Die möglicherweise langen Phasen der Enthaltsamkeit, die durch die verschiedenen Unsicherheitsfaktoren in der Prämenopause notwendig werden, veranlassen viele Frauen, in diesem Lebensabschnitt wieder auf eine andere Verhütungsmethode, zum Beispiel die Spirale, umzusteigen.

Andere Methoden der natürlichen Verhütung

Die in diesem Buch geschilderte sympthothermale Methode wird von vielen Experten als die sicherste Methode angesehen, die gleichzeitig nach dem heutigen Wissensstand eine maximale Eingrenzung der fruchtbaren Tage und dadurch eine möglichst kurze Abstinenzphase ermöglicht. Andere Ansätze natürlicher Familienplanung sind zum Beispiel:

Billings-Ovulationsmethode

Bei dieser Methode soll die fruchtbare Zeit allein durch die Beobachtung des Schleims am Scheideneingang bestimmt werden. Zahlreiche Untersuchungen haben gezeigt, dass das Einsetzen der Schleimproduktion bei einigen Frauen sehr früh, bei anderen erst spät im Zyklus beobachtet werden kann. Hinzu kommen Unsicherheiten bei der Abgrenzung des Schleims beispielsweise von Ausfluss. Da hier keine Möglichkeit der doppelten Kontrolle gegeben ist und der sicherste Parameter für den bereits erfolgten Eisprung, der Temperaturanstieg, nicht berücksichtigt wird, ist die Methode nicht zu empfehlen.

Reine Temperaturmethode nach Döring

Diese Methode ist sehr sicher, jedoch recht starr und mit mehr Abstinenztagen verbunden als die symptothermale Methode. Döring definiert einen signifikanten Temperaturanstieg so: Er erfolgt innerhalb von 48 Stunden und alle drei aufeinander folgenden höheren Temperaturen müssen mindestens 0,2 °C höher sein als der höchste Wert der sechs aufeinander folgenden tiefen Temperaturen. Für einige Frauen ist das nicht praktikabel, da ihr Temperaturanstieg sehr allmählich erfolgt und die Temperaturdifferenz nicht so groß ist.

Natürlich verhüten mit Zykluscomputern

Das Computerzeitalter hat auch vor der Verhütung nicht Halt gemacht. Gerade die symptothermale Methode mit ihrer Vielzahl von Messwerten, die berücksichtigt werden müssen, bietet sich förmlich für eine computergestützte Auswertung an.

Eines muss man allerdings vorweg sagen: Man braucht keinen Computer, um einfach und sicher auf natürliche Art zu verhüten. Das Zyklusblatt in Kombination mit der Anwendung der Regeln, die Sie schon kennen gelernt haben, reicht völlig aus. Viele Menschen haben den Eindruck, Zahlen auf einer Digitalanzeige seien irgendwie genauer als Aufzeichnungen mit Papier und Bleistift. Das stimmt natürlich nicht. Auch ein Zykluscomputer kann nur so genau sein wie die zugrunde liegende Methode, nach der er programmiert ist. Und das sind bei den meisten Zykluscomputern genau die Regeln der Temperaturaufzeichnungen und die Rechenregeln, die Sie aus diesem Buch kennen. Die Verhütung wird durch einen Computer nicht sicherer, nur weil er wissenschaftlicher wirkt.

Jedoch gibt es mittlerweile eine Reihe guter Zykluscomputer, die einen Hauptvorteil haben: Ihre Anwendung ist bequemer als die Zyklusaufzeichnungen mit Kurven und Symbolen von Hand. Man muss sich auch nicht so viele Gedanken darüber machen, welche Regel jetzt gerade aktuell ist, das erledigt der Computer selbstständig und zeigt dann nur noch an, ob man sich in der fruchtbaren oder in der unfruchtbaren Zyklusphase befindet.

Bei den meisten Zykluscomputern handelt es sich um ein Thermometer mit angeschlossenem Rechner, der die gemessene Temperatur speichert und in Beziehung zur Zyklusphase setzt. Neben der Temperaturmessung muss man dem Computer mitteilen, wann der erste Zyklustag, also der Beginn der Menstruation, war, damit er einen definierten Startpunkt hat. Das Eintragen der Temperatur in ein Kurvenblatt entfällt.

Moderne Zykluscomputer sind auch lernfähig, das heißt sie speichern die Daten mehrerer Zyklen und können daher die fruchtbaren und unfruchtbaren Tage des Zyklus von Monat zu Monat individueller angeben und dadurch die Abstinenzphase eingrenzen. Dabei macht der Computer nichts anderes als Sie selber, wenn Sie in der ab Seite 56 beschriebenen Weise vorgehen. Das heißt, er wendet zuerst die 5-Tage-Regel an, dann die Minus-20-Regel und dann die Minus-8-Regel. Eine neue Entwicklung sind Computer, in die man auch Informationen über die Schleimbildung eingeben kann, die also nicht nur die Temperaturmessung und Rechenregeln berücksichtigen, sondern im Sinne der doppelten Kontrolle nach der symptothermalen Methode arbeiten.

Bei Tests mit verschiedenen Zykluscomputern stellte sich heraus, dass die Geräte hin und wieder Probleme mit der Einordnung von „Temperaturausreißern" haben, da es keine Möglichkeit gibt, dem Computer mitzuteilen, dass eine besondere Situation (wie etwa gestörte Nachtruhe) vorgelegen hat. Wenn das Gerät dann auch die gemessene Temperatur nicht anzeigt, sondern stillschweigend in seinem Speicher verarbeitet, hat man keine Kontrolle über die gemessenen Werte und damit keinen Anhaltspunkt, dass der Rechner vielleicht Interpretationsprobleme haben könnte.

Wenn Sie mit dem Gedanken spielen, einen Zykluscomputer zu kaufen, sollten Sie sich zunächst gründlich informieren. Neben den Informationen in diesem Buch sollten Sie sich auch Informationsmaterial von den Herstellern schicken lassen (Adressen im Anhang) und bei Unklarheiten ruhig auch die Beratung am Infotelefon des Herstellers in Anspruch nehmen.

Es gibt einige Kriterien, die Sie bei Ihrer Kaufentscheidung berücksichtigen sollten:

- Wie lange dauern die täglichen Messungen?
- Zeigt der Computer auf Wunsch die gemessene Temperatur an?
- Was passiert mit den gespeicherten Daten der vorangegangenen Zyklen, wenn die Batterie gewechselt werden muss oder wenn der Strom ausfällt?
- Wie viele Zyklen werden gespeichert? (Je mehr Zyklen der Computer für seine Berechnungen berücksichtigt, desto genauer kann er die

fruchtbaren von den unfruchtbaren Phasen abgrenzen. Das ist genauso wie bei Ihrem handgeschriebenen Kurvenblatt.)
- Muss man täglich messen oder kann der Computer damit umgehen, wenn man an manchen Tagen nicht misst?
- Wie teuer ist das Gerät?
- Entstehen nach der Anschaffung Folgekosten?
- Kann der Computer Zusatzinformationen (Schleimbeobachtung, Hormonmessungen) berücksichtigen?

Allgemein lässt sich zum Thema Zykluscomputer sagen, dass man das Geld dafür nicht auszugeben braucht, wenn es einem nichts ausmacht, täglich die Eintragungen ins Kurvenblatt vorzunehmen und sich die Zeit zu nehmen, den Temperaturverlauf und die Körperzeichen täglich selbst zu analysieren. Wer das unbequem findet, kann ohne weiteres auch auf einen Zykluscomputer zurückgreifen. Einige Computer sollen hier kurz vorgestellt werden (ohne Anspruch auf Vollständigkeit).

Übrigens: die angegeben Preise sind Endverbraucherpreise, zu denen man die Zykluscomputer in der Apotheke kaufen kann. Manche Hersteller geben aber beträchtliche Rabatte für Ärzte. Wenn Sie sich für einen bestimmten Computer entschieden haben, können Sie Ihren Arzt fragen, ob er ein solches Gerät zum Sonderpreis für Sie bestellen kann. Noch günstiger wird es oft, wenn der Arzt gleich mehrere Zykluscomputer bestellt. Möglicherweise kennt er ja andere Frauen, die ebenfalls Interesse hätten, oder Sie selber kennen auch eine Frau, mit der Sie sich zusammentun können.

Lady-comp

Der Lady-comp ist ein kleiner, leichter Computer, der mit Batterie oder Netzanschluss betrieben werden kann. Er hat einen eingebauten Wecker. Praktisch ist die schnelle Temperaturmessung mit einem Sensor, der nach dem Aufwachen unter die Zunge gelegt wird – die Messung ist schon nach 30 Sekunden beendet. Ein Vorteil der Messung mit dem Computersensor gegenüber herkömmlichen Thermometern ist, dass der Computer eventuelle Messfehler erkennen kann. Er gibt einen

Piepton von sich, sobald die Messung abgeschlossen ist, meldet aber auch, wenn sich der Messwert nicht mit dem von ihm erwarteten Wert deckt, weil der Sensor zum Beispiel unter der Zunge herausgerutscht ist und die gemessene Temperatur deshalb zu niedrig ist.

Die Berechnung der fruchtbaren und unfruchtbaren Tage erfolgt zunächst anhand der Daten von über einer Million Zyklen, die bei der Entwicklung des Auswertprogramms berücksichtigt wurden. Diese bilden sozusagen das Basiswissen des Minicomputers. Dabei werden die Temperaturwerte und die bekannten Rechenregeln für die präovulatorische (= vor dem Eisprung) unfruchtbare Zeit zugrunde gelegt.

Auf Knopfdruck werden die unfruchtbaren Tage mit einem grünen Licht, die fruchtbaren Tage mit einem roten Lämpchen angezeigt. Ein gelbes Licht leuchtet auf, wenn der Computer nicht genügend Daten vorliegen hat, um eine sichere Angabe machen zu können (etwa weil mehrere Messungen ausgefallen sind oder in den ersten Anwendungszyklen, wenn der Rechner den individuellen Zyklus der Frau noch nicht kennen gelernt hat).

Der Lady-comp ist lernfähig, er analysiert die Zyklusdaten der Anwenderin und kann dadurch die fruchtbare Phase im Lauf der Zeit enger eingrenzen. Man kann dem Computer vor den ersten Messungen auch die Menstruationstermine von drei vorangegangenen Zyklen eingeben. Dann kann er von Anfang an mit der individuellen Zykluslänge arbeiten. Sicherer wäre es allerdings, wenn dabei 12 vorangegangene Zyklen berücksichtigt würden, wie dies auf Seite 57 bei der Minus-20-Regel beschrieben ist. Temperaturausreißer, also ungewöhnlich hohe oder niedrige Messwerte, die nicht ins Gesamtbild der Messungen passen, kann das Gerät ebenfalls erkennen und „ausklammern". Wenn man allerdings mehrere Tage hintereinander Fieber hat, dann glaubt das Gerät, dies seien Normalwerte, und nimmt diese in seinen Speicher auf. Bei Fieber darf man den Zykluscomputer daher nicht benutzen, da man ihn dann sozusagen falsch eicht.

Die Messwerte der letzten 120 Tage kann man sich jederzeit in der Anzeige anschauen oder man kann sie vom Hersteller auch ausdrucken lassen. Die Daten bleiben bei einem Batteriewechsel oder bei einem Stromausfall erhalten.

In der Verbraucherinformation gibt der Hersteller bezüglich der Sicherheit einen Pearl-Index von 0,6 an, also einen sehr guten Wert, der fast der Pille ebenbürtig ist. In einer Untersuchung an der Universität Düsseldorf wurde für den Lady-comp ein Pearl-Index von 0,7 (Methodensicherheit) bis 3,8 (Gebrauchssicherheit) errechnet. Auch das sind gute Werte, die der Sicherheit der symptothermalen Methode ungefähr entsprechen.

Nicht ganz zutreffend ist die Werbung des Herstellers, dass der Lady-comp auch (oder sogar „gerade") für Frauen in den Wechseljahren und für junge Mädchen geeignet sei. Es ist zwar richtig, dass man auch bei unregelmäßigen Zyklen sicher unfruchtbare Zyklusphasen erkennen kann (und das kann auch der Lady-comp). Aber: von den unter Umständen langen Abstinenzphasen, die man bei unregelmäßigen Zyklen zugunsten der Sicherheit in Kauf nehmen muss, ist in der Geräteinformation nicht die Rede.

Ein gravierender Nachteil des Lady-comp ist sein hoher Preis von fast 1000 DM.

Cyclotest 2 Plus

Der Cyclotest 2 Plus ist in der Handhabung und in der Auswertung der Daten dem Lady-comp vergleichbar. Das Besondere an diesem Gerät ist aber, dass man die Möglichkeit des double check hat, das heißt der Computer kann zusätzlich Informationen über den Zervixschleim aufnehmen und in seine Zyklusanalyse einbeziehen. Dieses Gerät kommt also der in diesem Buch beschriebenen symptothermalen Methode am nächsten. Mit dem Cyclotest werden Teststäbchen mitgeliefert, mit denen man die LH-Konzentrationen im Urin messen kann. Messungen der LH-Konzentration sind aber nur sinnvoll, wenn man gezielt schwanger werden möchte und die hochfruchtbare Phase des Zyklus eingrenzen möchte. Das LH-Maximum tritt ja 24 bis 36 Stunden vor dem Eisprung ein, so dass Beischlaf zum Zeitpunkt der höchsten Hormonkonzentrationen ziemlich sicher zur Befruchtung führt. Wenn man den Cyclotest dagegen ausschließlich zur Empfängnisverhütung benutzt, gewinnt man durch die LH-Bestimmung nichts. Sie wissen ja, dass man aufgrund der mehrtägigen Lebensdauer der Spermien auch schwanger werden kann, wenn man bereits einige Tage vor dem LH-Anstieg miteinander schläft.

In den ersten sechs Anwendungszyklen geht der Cyclotest 2 Plus von der 5-Tage-Regel aus, das heißt, er zeigt ab dem 6. Zyklustag „fruchtbar" an. Danach werden die individuellen Messdaten der Benutzerin hinzugezogen, um die fruchtbaren Tage nach der Minus-20- und der Minus-8-Regel weiter einzugrenzen. Die sicher unfruchtbare postovulatorische (= nach dem Eisprung) Phase kann von Anfang an aufgrund des typischen Temperaturverlaufs abgegrenzt werden.

Die Temperatur wird wie beim Lady-comp mit einer Messsonde unter der Zunge gemessen (unter einer Minute Messdauer). Fehlende oder ungewöhnlich hohe oder niedrige Messwerte kann das Gerät als Fehler erkennen und von der Bewertung ausschließen. Bei mehreren fehlenden Messwerten oder anderen Unsicherheitsfaktoren zeigt der Computer sicherheitshalber eine längere fruchtbare Phase an. Zykluslängen, Temperaturhochlagen und LH-Messergebnisse lassen sich für 12 Zyklen im Rückblick abrufen. Die einzelnen gemessenen Temperaturwerte kann man 40 Tage lang nachträglich abrufen. Diese gespeicherten Daten können telefonisch an den Hersteller überspielt werden, der dann entsprechende Kurvenblätter ausdruckt und der Anwenderin zuschickt, wenn diese bestimmte Zyklusinformationen, etwa für einen Besuch beim Frauenarzt, braucht. In Zukunft soll es auch möglich sein, dass diese Daten direkt in den Praxiscomputer des Frauenarztes eingespielt werden, der dann eine gute Basis für ein so genanntes Fruchtbarkeitsprofil hat, zum Beispiel für eine Beratung bei Kinderwunsch. Auf der Grundlage dieser Daten können unter anderem auch hormonelle Störungen leichter diagnostiziert werden.

Die Lebensdauer der Batterien beträgt zehn Jahre. Laut Angaben des Herstellers ist es möglich, dass die Daten der letzten 12 Zyklen beim Batteriewechsel aus dem Kurzzeitspeicher verloren gehen und dann nicht mehr aufrufbar sind. Man kann sie sich allerdings vor dem Batteriewechsel ausdrucken lassen. Das Wissen des Computers über die individuellen Zyklusdaten ist dagegen im Langzeitspeicher fest integriert und bleibt wie die grundlegende Programmierung beim Batteriewechsel erhalten.

Positiv ist, dass der Hersteller in seiner ausführlichen Informationsbroschüre darauf hinweist, dass ein Zykluscomputer wie Cyclotest für Frauen, die im Schichtdienst arbeiten, viel reisen oder unregelmäßige Zyklen haben, nicht so gut geeignet ist.

Mit einem Pearl-Index zwischen 1 und 3 ist die Sicherheit vor einer ungewollten Schwangerschaft gut.

Gemessen an seinen Leistungen hat der Cyclotest 2 Plus einen sehr günstigen Preis (287 DM). Wenn man keine Hormonteststäbchen zusätzlich benutzt, entstehen keine weiteren Kosten.

BioselfPLUS

Auch der BioselfPLUS ist dem Lady-comp und dem Cyclotest in der Funktionsweise vergleichbar. Er ist ebenfalls lernfähig und speichert die Daten von 12 Zyklen. Wenn man auch länger zurückliegende Zyklusdaten aufbewahren möchte, kann man diese wie bei den anderen Geräten vom Hersteller rechtzeitig vor der Löschung der Daten ausdrucken lassen, nachdem man sie aus dem Gerät telefonisch übermittelt hat. Ein Batteriewechsel ist alle 5 Jahre nötig, die Daten bleiben dabei erhalten. Wenn das Gerät 99 Tage lang nicht benutzt wird, werden alle individuellen Zyklusdaten gelöscht, da man bei erneuter Inbetriebnahme des Gerätes nicht davon ausgehen kann, dass die früheren Zyklusaufzeichnungen noch aktuell genug sind. Etwas umständlich ist es, dass der Bioself wie ein zu groß geratenes Thermometer gebaut ist, dessen Spitze man in den Mund nehmen muss und das man während der Messung festhalten muss. Es ist bequemer, einen Sensor mit Kabel unter die Zunge zu legen. Nach der ersten Messung zu einer bestimmten Uhrzeit akzeptiert das Gerät nur weitere Messungen, die innerhalb von zwei Stunden vor oder nach dieser Zeit vorgenommen wurden. Wenn man weiß, dass man einige Tage lang später aufstehen wird (zum Beispiel im Urlaub), oder wenn eine Reise mit Zeitverschiebung ansteht, kann man das in den Computer eingeben, damit er die unterschiedlichen Messzeiten berücksichtigt.

Da der BioselfPLUS nicht nur zur Verhütung, sondern auch zur gezielten Planung einer Schwangerschaft gedacht ist, zeigt er nicht nur rotes oder grünes Licht für die fruchtbaren und unfruchtbaren Tage an.

In der hochfruchtbaren Zeit rund um den Eisprung, wenn eine Empfängnis am wahrscheinlichsten ist, macht er mit einem roten Blinklicht darauf aufmerksam. Wenn die Temperatur postovulatorisch (= nach dem Eisprung) ungewöhnlich lange hoch bleibt, zeigt das Gerät an, dass möglicherweise eine Schwangerschaft eingetreten ist.

Der Bioself PLUS ist zum Preis von 245 DM erhältlich.

Persona

Persona ist ein Zykluscomputer, der *nicht* mit Temperaturmessungen arbeitet. Seine Berechnung der fruchtbaren und unfruchtbaren Tage beruht vielmehr auf den bekannten Rechenregeln in Kombination mit Hormonbestimmungen. Der Computer besteht aus einem kleinen Monitor und Urin-Teststäbchen. Mit den Teststäbchen wird die Konzentration eines Östrogens und von LH im Morgenurin gemessen.

Wie Sie wissen, sind LH-Messungen alleine nicht geeignet, den *Beginn* der fruchtbaren Zeit zu erkennen, da man auch schwanger werden kann, wenn man einige Tage vor dem LH-Maximum miteinander schläft. Persona kombiniert die LH-Messungen daher mit Östrogenmessungen, denn der Östrogenspiegel steigt ja schon einige Zeit vor dem Eisprung an (Abbildung 3, Seite 26). Mit diesem Zykluscomputer soll daher allein durch Hormonmessungen (in Kombination mit Rechenregeln, die der Computer anwenden kann, wenn man ihm den ersten Tag der Menstruation mitteilt) der Beginn und das Ende der fruchtbaren Zeit errechnet werden.

Im ersten Anwendungsmonat drückt man bei Persona am ersten Tag der Regelblutung den Startknopf. Zunächst leuchtet dann ein grünes Licht für „nicht fruchtbar" auf (dies basiert auf der 5-Tage-Regel). Im ersten Zyklus fordert einen der Computer dann mit einem gelben Licht in der Zyklusmitte 16 Tage lang auf, einen Hormontest durchzuführen. Ab dem zweiten Anwendungszyklus sind nur noch 8 Hormonbestimmungen pro Zyklus notwendig, da dann schon die ersten Erfahrungen aus den Messungen des ersten Zyklus mit verwertet werden.

Um den Hormontest durchzuführen, muss man den Teststreifen beim Wasserlassen drei Sekunden lang in den Urinstrahl halten und ihn dann zur Auswertung in das Gerät legen. Nach 5 Minuten signalisiert der Computer dann mit einem roten Licht „fruchtbar“ oder mit einem grünen Licht „unfruchtbar“. Allerdings müssen die Urintests an den Tagen, an denen das Gerät zum Messen auffordert, innerhalb eines festgelegten Zeitraums von sechs Stunden durchgeführt werden, damit auswertbare Ergebnisse zustande kommen. Nach einigen Monaten, in denen der Computer zunehmend die individuelle Zyklusdauer und die Hormonmessungen berücksichtigt, wird die fruchtbare Phase auf 6 bis 10 Tage pro Zyklus eingegrenzt.

Geeignet ist Persona allerdings nur für Frauen mit einer Zyklusdauer zwischen 23 und 35 Tagen.

Die natürliche Verhütung mit Persona ist unkompliziert und bequem. Allerdings ist die Zuverlässigkeit verglichen mit den Zykluscomputern, die auf Temperaturmessungen setzen, deutlich geringer. Der Pearl-Index liegt bei 6. Das heißt, dass immerhin bei einer von 17 Anwenderinnen innerhalb eines Jahres eine ungeplante Schwangerschaft eintritt. Wer auf gar keinen Fall schwanger werden will, für den ist diese Methode also nicht geeignet. Das räumt auch der Hersteller ein, der Persona für Frauen empfiehlt, die „im Rahmen ihrer zukünftigen Familienplanung einen Kinderwunsch nicht ausschließen“. Persona kann also guten Gewissens nur Paaren empfohlen werden, die irgendwann später gerne ein (weiteres) Kind haben möchten, im Moment aber einigermaßen sicher, einfach und ohne schädliche Nebenwirkungen verhüten wollen.

Das Gerät kostet etwa 180 DM, monatlich kommen noch 25 DM für die Teststreifen hinzu.

Zykluscomputer der Zukunft

In Zukunft könnte man verhüten, indem man einfach in ein Röhrchen pustet. Was auf den ersten Blick wie ein Aprilscherz wirkt, könnte eine bahnbrechende Neuentwicklung auf dem Gebiet der Zykluscomputer in Gang setzen. Tatsächlich ist es schon lange bekannt, dass der Gehalt an Kohlendioxid (CO_2) in der Ausatemluft 2 bis 3 Tage vor dem Eisprung messbar absinkt. Solange Kohlendioxid-Messungen technisch sehr aufwendig waren, konnte man mit dieser Erkenntnis für den täglichen Gebrauch nicht allzu viel anfangen. Heute sind die Messverfahren wesentlich alltagstauglicher, so dass an der Universität Erlangen zur Zeit ein Gerät entwickelt wird, mit dem man auch zu Hause solche Messungen durchführen könnte. In erster Linie denken die Erlanger Frauenärzte dabei allerdings an Frauen, die vergeblich versuchen schwanger zu werden und die dadurch ganz leicht den Zeitpunkt ihres Eisprungs bestimmen könnten. Doch die Entwicklung eines entsprechenden Gerätes zur Verhütung ist ebenfalls denkbar. Das Absinken des Kohlendioxids in der Ausatemluft ist schon 1 bis 2 Tage vor dem LH-Maximum nachweisbar. Die Messung dauert höchstens eine Minute.

Besonders interessant im Zusammenhang mit der natürlichen Verhütung ist die Bestimmung des CO_2 vor allem aus einem Grund: Im Gegensatz zur Temperaturmessung wird der Messwert nicht durch die Tageszeit, die Schlafdauer oder irgendwelche anderen Faktoren wie Stress beeinflusst. Dies würde ein solches Gerät auch für Frauen interessant machen, die beispielsweise im Schichtdienst arbeiten.

Schlusswort

Sie sind nun am Ende dieses Buches angelangt und haben damit gezeigt, dass Sie eine ganz wesentliche Voraussetzung für eine erfolgreiche natürliche Verhütung erfüllen: Sie sind bereit, die natürlichen Vorgänge in Ihrem Körper kennen zu lernen und sich intensiv mit den Methoden der natürlichen Verhütung auseinander zu setzen.

Ihre Verhütung wird in Zukunft von dem guten Gefühl begleitet sein, dass Sie in keiner Weise in die natürlichen Abläufe Ihres Körpers eingreifen. Ihr Wissen über die Zyklusvorgänge wird Ihnen jederzeit die Möglichkeit geben, sich bewusst für oder gegen ein Kind zu entscheiden. Wenn Sie sich später ein Kind wünschen, kennen Sie Ihren Körper gut genug, um zu wissen, wann Sie schwanger werden können.

Möge dieses Buch über den reinen Aspekt der Empfängnisverhütung hinaus dazu beigetragen haben, dass Sie mit Ihrem Partner über Ihre sexuellen Bedürfnisse und Ihre gemeinsame Lebensplanung ins Gespräch gekommen sind.

Anhang

Buchempfehlungen

Christine Ammer: Gesundheitslexikon der Frau, Deutscher Taschenbuch Verlag, München

Joan Borysenko: Das Buch der Weiblichkeit, Kösel Verlag, München

Susan Crain Bakos: Sex-Geheimnisse, FALKEN Taschenbuch, Niedernhausen

Ingeborg Lackinger Karger: Frau und Gesundheit, Gräfe und Unzer Verlag, München

Margaret Minker: Mit Leib und Seele gesund. Psychosomatik für Frauen, Deutscher Taschenbuch Verlag, München

Adressen

PRO FAMILIA
Stresemannallee 3, 60596 Frankfurt
Tel. 0 69/63 90 02

Die „Deutsche Gesellschaft für Familienplanung, Sexualpädagogik und Sexualberatung e. V.", kurz Pro Familia, informiert und berät in allen Fragen der Familienplanung. Wenn Sie eine persönliche Beratung über natürliche Verhütung möchten, sollten Sie bei einer der folgenden Landesgeschäftsstellen nach einer Beratungsmöglichkeit in der Nähe Ihres Wohnortes fragen.

Landesgeschäftsstellen der Pro Familia

Baden-Württemberg
Stuttgart, Tel. 07 11/2 15 51 08

Bayern
München, Tel. 0 89/39 90 79

Berlin
Tel. 0 30/2 13 90 20

Brandenburg
Potsdam, Tel. 03 31/7 09 32 05

Bremen
Tel. 04 21/44 46 24

Hamburg
Tel. 0 40/34 33 44

Hessen
Frankfurt, Tel. 0 69/44 70 61

Mecklenburg-Vorpommern
Rostock, Tel. 03 81/3 13 05

Niedersachsen
Hannover, Tel. 05 11/36 36 08

Nordrhein-Westfalen
Wuppertal, Tel. 02 02/2 45 65 10

Rheinland-Pfalz
Mainz, Tel. 0 61 31/23 63 50

Saarland
Saarbrücken, Tel. 06 81/6 45 66

Sachsen
Leipzig, Tel. 03 41/2 32 43 18

Sachsen-Anhalt
Halle, Tel. 03 45/5 22 06 36

Schleswig-Holstein
Flensburg, Tel. 04 61/18 04 07

Thüringen
Erfurt, Tel. 03 61/6 43 85 14

Arbeitsgruppe NFP
Malteser Werke, Arbeitsgruppe Natürliche Familienplanung (NFP)
Kalker Hauptstr. 22–24, 51103 Köln
Tel. 02 21/98 22-5 91, Fax 02 21/98 22-5 89
Die Arbeitsgruppe NFP bietet kompetente Beratung, gutes Informationsmaterial sowie Einführungskurse für Frauen und Paare unter der Anleitung ausgebildeter Beraterinnen und Berater an.

Hersteller von Zykluscomputern

Lady-comp
Valley Electronics GmbH
Wengwies 3
82438 Eschenlohe
Tel. 0 88 24/18 31
Fax 0 88 24/80 71

Cyclotest 2 Plus
Uebe GmbH
Zum Ottersberg 9
97877 Wertheim
Tel. 0 93 42/92 40 40
Fax 0 93 42/2 40 80

BioselfPLUS
Selfcare GmbH
Keltenring 8
82041 Oberhaching
Tel. 0 89/61 37 53-0
Fax 0 89/61 37 53-88

Persona
Unipath Diagnostics GmbH
An Lyskirchen 14
50676 Köln
Tel. 0 18 02/23 27 32

Monat und Jahr ________ Zyklus-Nr. ______

Kürzester bisheriger Zyklus ______ Tage Bisheriger frühester Temperaturanstieg: Tag ______

Minus 20 = ______ Minus 8 = ______

Zyklustag		1	2	3	4	5	6	7	8	9	10	11	12	13	14	15	16	17	18	19	20	21	22	23	24	25	26	27	28	29	30	31	32	33	34	35	36	37	38	39	40	
Uhrzeit																																										
Datum																																										
Temperatur	37,5																																									37,5
	37,4																																									37,4
	37,3																																									37,3
	37,2																																									37,2
	37,1																																									37,1
	37,0																																									37,0
	36,9																																									36,9
	36,8																																									36,8
	36,7																																									36,7
	36,6																																									36,6
	36,5																																									36,5
	36,4																																									36,4
	36,3																																									36,3
	36,2																																									36,2
	36,1																																									36,1
	36,0																																									36,0
Schleim/Blutung																																										
Muttermund Zervix																																										
Bemerkungen																																										allgemeine Notizen

Register